シリーズ ケアをひらく

村澤和多里
村澤真保呂

異界の歩き方

ガタリ・中井久夫・当事者研究

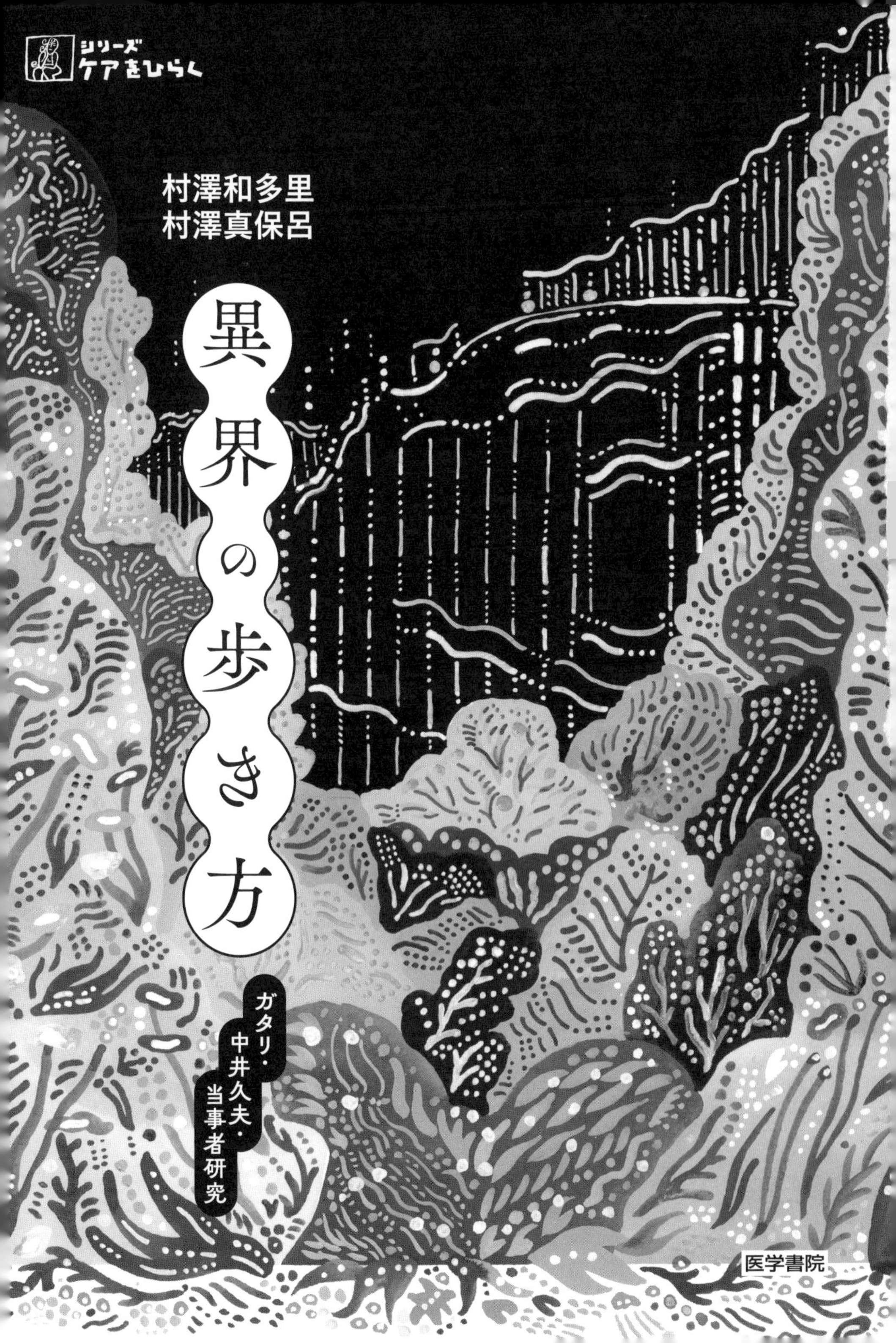

医学書院

異界の歩き方——ガタリ・中井久夫・当事者研究　目次

III　精神のエコロジー

装画・章扉イラスト　クボタノブエ
ブックデザイン　加藤愛子（オフィスキントン）

序章

異界に分け入る

新世紀とともに浦河町ではじまった「当事者研究」は、筆者〔和多里〕が北海道に戻ってきたころには、全国的なムーブメントになりつつあった。しばらくのあいだ、筆者は少し斜めに構えてそれを見ていたのであるが、しだいに長いあいだ陥っていたジレンマを解くヒントが、そこにあるように感じられてきた。

もっとも、筆者が当事者研究を最初に体験したのは、それをはじめた社会福祉法人「浦河べてるの家〔以下、べてるの家〕」の人からではなく、勤務している大学の同僚で、札幌市の発達障害者支援をリードしてきた山本彩の手ほどきによるものであった。

あるとき、山本は大学院の実習授業のなかで、自身がおこなってきた当事者研究の実践について話していた。「自己病名」をつけるところの説明は、少しロールプレイの要素を取り入れることになっていた。事前の打ち合わせのとおり、筆者はそれほど深刻ではない困りごとを提示する役割を演じた。

筆者　忘れものや無くしものが多く、毎日のように探しものをしていることかな。
山本　それわかる。村澤さん、昔からだよね。

山本は、筆者が臨床心理学の現場で実践をはじめたころから議論を交わしてきた旧友でもある。

筆者　ていうか、僕のまわりから勝手にものがなくなっちゃうんだ。
山本　それで、そのときどうするの？
筆者　でも、周囲の人にそれを悟られたくないから、それとなく情報収集をしながら、怪しい場所を探してるんだよ。
山本　たぶんバレバレだけどね。

このような会話をしていたと思う。すると大学院生が言った。

院生　それってなんか探偵みたいですね。
筆者　えっ？
院生　情報収集しながら現場検証しているんですよね。
山本　なるほど、たしかに。

このようなやりとりを経て、筆者の自己病名は「毎日が探偵病」に決定した。ミステリー小説が好きな筆者は、この少しハードボイルドな自己病名がすっかり気に入った。そして、見方を変えるだけで自分の困りごとが生活を豊かにしてくれるもののように思えることを、魔法のように感じたのだった。

もしかしたら、筆者に変化が起きたのはこのときなのかもしれない。

この本では、「心のケア」とはどのような営みなのか根本から問い直すことを試みる。しかし、それは精神医療的なケアの理想の姿を検討するということではない。その前に、そもそも「心」[★1]というものが医療の対象とされ、ケアされるということがいかなる事態であるのか問う必要がある。そしてこの試みは、「生命」という視点から「心」という概念を問い直すことに行き着くだろう。

この本の筆者はふたりいる[★2]。ひとりは臨床心理学者で、もうひとりは社会思想史の研究者である。臨床現場での経験から帰納的に浮かび上がってくる知見と、哲学的視点から演繹的に導かれる論理とを結びつけることによって、これまで描きえなかった「心のケア」のパースペクティブを開いていきたいと考えている。

むろん、このような試みはこれまでにも繰り返しおこなわれてきた。筆者は、これまでに精神医療のパースペクティブを一新させることを試みた人物のなかで、「反精神医学の旗手」と呼ばれたR・D・レイン、そしてその運動に共感しつつもそれを批判し、哲学者ジル・ドゥルーズとの共著によって現代思想に大きな影響を与えたフェリックス・ガタリがとりわけ重要であると考えている。

また、べてるの家とそこで生まれた「当事者研究」という実践は、筆者に多くのヒントを与えてくれた。その実践を読み解こうと試みるなかで、これまで見えていなかった潜在的なものを、可視化してとらえることができるようになったからである。

しかし、これらの実践は、それぞれの国と時代という文脈に根ざしたもので、これまで結びつけられることはなかった。筆者は、これらの実践を翻訳しその潜在的な意義を浮かび上がらせるために、レインやガタリと同時代人で、また彼らと比肩する稀有な精神医療理論を展開したわが国の精神科医、中井久夫の思想が不可欠であると考えている。中井の思想を読み解くことは同時に、レインとガタリのあいだの隔たりを埋め、当事者研究に潜在する意義を浮き彫りにしてくれるであろう。

鍵になるのは「異界」である。

私たちが心を病み、「あたりまえ」の世界を失うとき、そこには必ず異界の扉が開いている。多くの「心のケア」においては、この異界の存在を見ないようにしたり、その扉をなんとか塞ごうとしたりすることに力が浪費されてきた。

しかしその結果、かろうじて「あたりまえ」の世界が維持できていたとしても、それと引き換えに、生命の輝きはくもり、ただ生かされるばかりの存在になってしまうこともある。生きることと、死なないこと、生かされることは違うのだ。

［★1］本書では、前後の文脈に応じて「心」「心理」「精神」という言葉を使い分けるが、その意味は同じである。
［★2］「筆者」という言葉は、基本的にはその章の原案を書いたものを指す。ただし、その場合も文の内容は両者が合意したものであるので「筆者たち」の意味が含まれる場合もある。なお第Ⅲ部は村澤真保呂、それ以外は村澤和多里が原案を執筆し、それをもとに相互に加筆を繰り返した。

この本では、あえて異界に分け入っていこうとした人々の実践と思索をたどっていく。その道のりは真っ直ぐであるはずもないが、それをくぐり抜けることによって、私たちはふたたび真の意味で生きられる世界へとたどりつくことができるのではないだろうか。

先人たちの張った伏線をたぐりながら、この異界を歩く地図を描くことが、この本の真の目的であるのかもしれない。

少し前置きが長くなった。これから伏線を回収しにいくことにしよう。

I

異界

第1章
症状を活かす

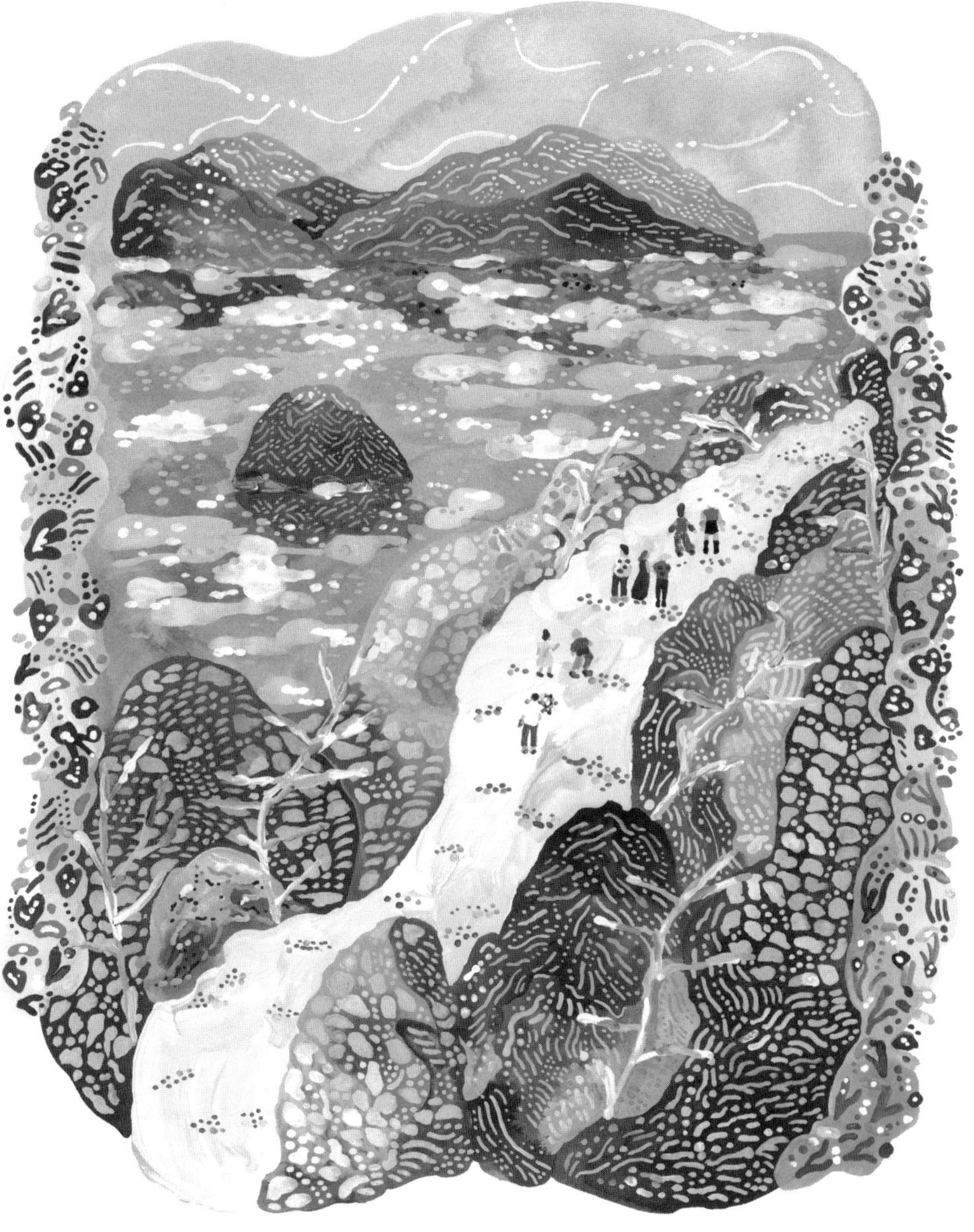

心理職ってさ、扉を少しだけ開けて秘密をのぞいている人みたいだよね。

これが誰のつぶやきだったかは忘れてしまった。筆者が心理職として精神医療の現場で働きはじめたばかりのころ、同じ心理職を志した友人のひとりが口にした言葉だったと思う。そして、その場にいた誰もが、その心理職は自分のことだと思っていたのだろう。

そのころ、筆者は心理面接と心理検査に追われていつもあえいでいた。そんな筆者のことを、他の職場に勤める心理職の友人は「うらやましい」といった。その友人は、精神科病院で常勤として働いていたのだが、仕事の中心はデイケアやソーシャル・スキルズ・トレーニング（SST）ばかりで、「心理職らしい仕事」をあまりできていないとこぼしていた。筆者は心理職といっても非常勤だったし、半分は大学院の博士課程にも在籍しているという「半人前」の身分だと思っていたので、その言葉にとまどった。筆者から見ると、彼のほうがよほど地に足のついた立派な仕事をしているように思っていたからである。

そのころ「心理職らしい仕事」というのは、心理検査と心理療法であると、筆者たちは考えていた。いまでも、公認心理師や臨床心理士の養成において、心理検査（アセスメント）と心理療法（セラピー）の教育にはかなりの時間が割《さ》かれている。とはいうものの、これらが心理職の業務として正式に位置づけられたのは、２０１５年に公認心理師法が成立してからのことである。

しかし、筆者は心理検査を用いて患者の内面を分析することにばかり時間を割き、患者の生活そのものには入り込んでいかない自分のあり方に疑問をもっていた。社会や生活と切り離して、心の問題だけを取り扱うことなどできるわけがないように思っていたからである。

「当事者研究」と出会う

そのころすでに、「べてるの家」[★]は全国的に知られるようになっていた。大学生のころに、R・D・レインやミシェル・フーコーの思想に触れて、精神医療のあり方に批判的な視線をもつようになっていた筆者は、べてるの家の話を聞いてとても気になっていたが、書籍やテレビなどの特集で目にするべてるの家のまぶしさに、気おくれを感じていた。結局、直接訪ねることもできないまま、筆者は本州の大学に職を得て、しばらく北海道を離れることになってしまった。

ふたたび北海道に戻ったころ、べてるの家は今度は「当事者研究」のメッカとして有名になっていた。すでに述べたように、筆者は同僚を介して当事者研究を体験したのだが、同じこ

[★]「(浦河)べてるの家」についてはコラム1(83頁)でくわしく述べるが、それは北海道日高地方の浦河町にある精神医療と福祉を包括した独特の実践で知られている社会福祉法人である。

ろ、たまたま筆者が指導していた大学院生が当事者研究を修士論文の研究テーマに選んだことがきっかけとなり、筆者も調査のために各地の実践に参加することになった。

はじめて筆者が参加したとき、当事者研究のメンバーがとても生き生きと「困りごと」について語り、研究することを通して「なかま」としてのつながりを持っていることが、うらやましいような、心地良いような不思議な感覚を体験した。それから参加したいくつかの集まりでも、それぞれで風合いは変わるものの、いつもこの感覚を体験することができた。

不思議なもので、何度も集まりに参加しているうちに「今日は来てよかったな」とか「これは当事者研究らしいな」とかいうことを感じられるようになっていった。この感覚はある意味で音楽や演劇を鑑賞することに通じていて、なにかマニュアル化できないような芸能を味わっているような感じに近い。自分に鑑賞眼が育っていくのがわかる。

筆者は、不思議な魅力をもつ当事者研究の本質をとらえようと、自分なりに関連する本を読みあさった。どの本を読んでも、そのときは「なるほど」と頭では理解できたような気がするのであるが、筆者の体験したこととは少し遠いような気がした。はじめは筆者の体験不足のせいかと思っていたが、体験を重ねるにつれてむしろその違和感は大きくなっていった。

そんななかである日、当事者研究の仕掛け人ともいえる向谷地生良の『技法以前』（医学書院）を手にした。そこに書かれていたことは、他のどの解説書よりも筆者の体験したことにフィットしていた。

本章では、まずはこの『技法以前――べてるの家のつくり方』[01]を手がかりにして、当事者研究の実態に迫ってみたいと思う[★]。

当事者研究とは

べてるの家の当事者研究は、基本的には、精神疾患をもちながら暮らしている人たちが、「生きづらさ」「困りごと」を持ち寄って、仲間と語らいながらその人らしい「自分の助け方」を研究していくプロセスであるということができる。しかし、進め方が決まっているような、そうでないような、はっきりととらえられないところがある。

向谷地は当事者研究についてさまざまな説明をしているが、そのなかに次のような文章がある。

当事者自身が仲間と共に、関係者や家族と連携しながら、常識にとらわれずに「研究する」という視点に立ってワイワイガヤガヤと語り合い、時には、図（絵）や、アクションを用いて出来事や苦労のおきるパターンやしくみ、かかえる苦労や困難の背後にある意味や可能性を見出

[★] なお、本書ではべてるの家や向谷地による当事者研究の実践に焦点をあてて独自の考察を進めていくため、東京大学先端科学技術研究センターの熊谷晋一郎と綾屋紗月たちによる当事者研究の定義とは一致しない場合もあることをあらかじめお断りしておく。

すことを重視する。[02]

これはまさに筆者が目にしてきた当事者研究の光景である。しかし、当事者研究はマニュアル化されておらず、場の雰囲気、参加者、そのときのテーマなどによって展開が変わる「ライブ感覚」が何よりも重視される。SSTのように対処スキルを話し合うような回もあれば、そのような「困りごと」のあり方自体を問い直す、ちゃぶ台返しのような発言によって場が混乱したかと思うと、またまとまるという回もある。

当事者研究にはマニュアルの代わりに「理念[03]」が存在している。「弱さの情報公開」「前向きな無力さ」「〝人〟と〝こと(問題)〟をわける」などといったもので、それは「技法」というわけではない。技法というよりも、考え方や姿勢であるという意味で「理念」なのだろう。弱さをみんなと分かち合えるようになること、人格を尊重すること、症状のあるなしにとらわれない価値を見出すことといった境地に達するのは一種の「悟り」といってもいい。そこに至るための「正解」などというものは初めからないのだろう。

当事者研究のはじまり

当事者研究の出発点は、2001年に浦河赤十字病院のソーシャルワーカーであった向谷地生良と、統合失調症を抱え、「爆発行動」を繰り返して親を困らせていた河崎寛さんという青年との対話にさかのぼる。この対話は「爆発の研究」[04]と呼ばれている。

それは次のようなものである。

河崎さんは、高校を卒業後、精神状態が不安定になり、ゲームに没頭する毎日のなかで、家族に対する暴言や暴力を繰り返し、金銭の浪費や家具の破壊行為もおこなうようになっていった。また被害的な言動も口にするようになり、そんななかで火事を起こして精神科に措置入院され、「統合失調症」と診断された。

しかし、退院してからも状態は変わらず、心身ともに疲弊した両親は浦河赤十字病院にたどりついた。両親に付き添われて受診した若者は、「暴力をなくしたい」と希望し、入院となった。とはいうものの、入院後も親への恫喝、病室への寿司の差し入れを強要するなどを繰り返し、自宅への外泊中も家族への暴力はエスカレートしていった。

そんな河崎さんを前にして、困り果てた向谷地の口から出た言葉が「〝爆発〟の研究をしないか」だったという。向谷地の誘いかけに、彼は目を輝かせて「やりたいです」と応えた。そのときに、べてるの家で「当事者研究」という新たな実践がはじまった。

河崎さんは向谷地との研究のなかで、みずからの「爆発」のメカニズムを解明していった。それは河崎さん自身によって次のような4つの段階がぐるぐるとまわるモデルとして説明されている。

・**第1段階「爆発の準備行動」**

「寿司を買ってこい」などの無理な要求を親につきつけて、我慢できなくなった親が不満を言ったとたんに「待っていました！」とばかりに爆発する。

・**第2段階「爆発」**

親がいちばん大切にしているものを破壊し、恐怖によって親を奴隷状態に陥らせる。

・**第3段階「後悔と反省」**

このときに激しい自責と後悔に襲われるのであるが、同時にその自責の念は「おまえは、何をやってもだめなんだ」という「お客さん」[★]として現れ、攻め立てられた河崎さんはひきこもりに陥っていく。

・**第4段階「被害妄想、不安感、あせり」**

ひきこもりながら不安と孤立感が高まり、被害妄想も強くなっていく。昔の思い出したくないことが頭に浮かんできてつらくなり、誰かに当たらないと気が済まなくなる。そのときに「否定的で攻撃的なお客さん」によってイライラが増幅され、「爆発の準備行動」へと向かっていってしまう。

このように、河崎さんは「爆発の研究」を通して、自分が不安や孤独感の解消のために「爆発」していること、しかしそれによってさらに孤独に陥っていくという、「爆発」への依存のメカニズムを自覚していった。

しかし、この研究の画期的なところは、このあと問題を解決するという方向に向かわなかったことである。通常の心理療法、たとえば精神分析などであればこのメカニズムの背後に潜む欲望や怒りなどに焦点を当てていくかもしれない。あるいは認知行動療法や通常のＳＳＴであれば、悪循環のメカニズムが解明されたのであるから、行動のパターンや、認知のパターンを修正していくことに向かうであろう。

しかし、河崎さんと向谷地は、研究の結果として「爆発は止めるのではなく、活かすものである」という結論に行き着いた。

「治す」よりも「活かす」

「爆発を活かす」ということは、それによって孤独に陥ることから、それをきっかけに仲間とつながることへ転換することである。先の河崎さんは、べてるの家の仲間たちと一緒に研究をつづけながら、同じ「弱さ」を抱えた仲間とのつながりを感じることができるようになっていった。それは彼の生活全体が、「爆発」によって孤独に陥るというメカニズムから、それによって人とのつながりを回復していくものへと大きくシフトしていったことを意味している。

［★］人の行動に否定的な影響を与える認知や思考のこと。ちなみに幻聴のことは親しみをこめて「幻聴さん」と呼ぶ。[05]

このように普通は治療の対象になるような「症状」や「困りごと」を、むしろそれを活かすことによって人とのつながりを回復していくような展開は、当事者研究ならではのものであり、「〝治す〟よりも〝活かす〟」「自分の苦労をみんなの苦労に」という「理念」として掲げられている。

ここでは、理解をさらに深めるために、やはり幻聴爆発系の当事者である森亮《りょう》之《じ》さんのエピソードを紹介しておきたい[06]。

森さんは高校生のころから「きもい」という幻聴や、人の視線が気になりはじめ、数回の入退院を繰り返し、３年前から自宅にこもるようになった。家では、壁に穴をあけたり、家族への暴言などの爆発を繰り返し、そのたびに薬が増えるという悪循環に苦しんでいた。家族と主治医は「母親の顔を見たらムカムカする」という彼の言葉を真に受けて、「話をしない」という爆発予防策をとるようになっていた。

向谷地が相談を受けたのは、そんな対処方法を家族がとりはじめて２か月を過ぎたころだった。向谷地は、訪問に対して慎重な両親の態度を感じながらも、あえて空気を読まないで突撃訪問を試み、森さんに「いま、やってみたいことは何ですか」と尋ねた。すると、彼は「母さんと話がしたいです」と答えた。その意外な言葉に向谷地と母親は大笑いし、それから森さんとの当事者研究がはじまった。

研究のなかで、森さんと向谷地は「ＢＢ（ビッグ・ボス）サイン」という技を発明した。それは、つらい幻聴や被害妄想をキャッチしたときに、「ただいまキャッチ！」と親指を立てて仲間に伝えるというものである。それを見た仲間は「ナイスキャッチ！」という励ましの意味を込めて、同様に親指を立てて連帯を表明する。その途端、潮が引くようにつらさが軽減するのだという。

ある日、森さんと向谷地は、研究の成果を当事者研究のミーティングで話すために、会場までの道のりでBBサインの効果を試す外出実験を試みた。夕方の混雑している札幌駅前を歩いていると、森さんが右手の親指をさっと上げて「いま、前を通り過ぎた女の人から『きもい』という声が聞こえました！」と言った。向谷地は「ナイスキャッチ！」と言ってBBサインを返した。

ミーティングの会場までの道のりはあっという間に感じられ、向谷地は森さんに「大成功だね。見事クリアできたね。BBサインの威力はすごいね」と言った。到着したミーティングの場で彼は、精いっぱいの力を振り絞って自分の爆発の苦労の体験を語った。話し終えたあと彼は「向谷地さん、人に話すのって気持ちのいいことですね。びっくりした……」と言ったという。

このエピソードの含蓄は深い。以前の主治医や家族は、爆発のトリガーが引かれないように、人との接触を避けるという対処策をとっていたが、これによって孤立させられた森さんは苛立ちを増長させ、それが次なる爆発へとつながっていくという悪循環に陥っていた。しかし、向谷地の対応は違った。普通なら「症状」として押さえ込まれるべきものである「幻聴」や「被害妄想」を積極的に認め、むしろそれを利用して人とのつながりが実感できるように転換したのである。

つながりの回復

向谷地によると、爆発や不適切な行為や言動など、パターン化され、繰り返し起こる「問題」には一貫した〝前向きな意味〟が含まれているという。その背後には、当事者自身が陥っているつらい状況があり、そこから抜け出そうとする当事者なりの〝もがき〟が「問題」という形であらわれてくるのである。

しかし、当事者が感じて表現するニーズと、当事者自身の本当のニーズのあいだには往々にしてギャップがある。そして、本人もそれに気づいていない場合が多い。それは、そもそも当事者が五感で感じる現実と、周囲の人が五感で感じている現実とのあいだにギャップが存在しているからである。

特に統合失調症では、自分の五感から伝わってくる世界と、周囲の人間の共有している世界とのあいだに著しいギャップが巻き起こり、さまざまな人間関係上の摩擦を引き起こす。[07]

たとえば、先ほどのBBサインを発明した森さんの場合、シャワーの水音が悪魔の声のような幻聴となって聞こえていたために、それに対抗するように大声を張り上げていたのだが、それが両親をおびえさせていた。理由がわかれば、この怒声は森さんが自分を守るために考えついた〝もがき〟であり〝自助〟であることがわかるのであるが、それを知らない者にとっては病的な「症状」でしかなかった。

〝もがき〟の背景には、失ったものを取り戻そうとし、孤立から抜け出そうとするその人なりの努力があります。[08]

筆者は、このような〝もがき〟は統合失調症をもつ人たちだけのものではないと考えている。特有の知覚の過敏さによって周囲の人々とは異なった世界を体験していると考えられる自閉スペクトラム症をもつ人たちの場合にも起こりえる。あるいは体調によっても知覚の過敏さは変化していくだろう。

このような知覚のギャップから生じる不安や恐怖を解消しようとする行動は、当事者と周囲の人々との双方に誤解を生じせしめるが、それが激しい摩擦に発展することを防ぐために「関わらない」という対処がとられることが多い。しかし、そのことによって当事者は人とのつながりから切り離され、さらなる孤立へと陥っていく。

向谷地は、ある当事者のそのときの心境を「どんなに嫌われてもいいから、何をしてでも人とつながることを渇望した状態[09]」と紹介している。これは当事者研究の出発点となった若者の「爆発」にも当てはまるし、そのほかの例にも当てはまることである。

このようにしてできてしまった自分と周囲とのあいだの溝を破壊し、人とのつながりという命綱を確保する緊急避難的な自己対処として、彼らは爆発という手段に頼らざるを得なくなっていく。しかし爆発行為はさらなる周囲の管理と保護を強め、他者の管理と支配に身を委ねる生活へと当事者を貶めていく。[10]

また、向谷地が紹介しているある統合失調症の女性[11]は、死にたくなると夜中でも両親に頼み込み、病院に向かうのであるが、その途中で「死にたい」という気持ちがだんだんおさまってくることに悩んでいるのだった。

あたたかな同情を得るためには、病院に着くときまで「死にたい」というモチベーションを維持する手立てが必要になる。どうにかして死にたい気持ちをキープして、最悪の心理状態で病院に飛び込むために彼女がとった手段は、「自分を一生懸命に責めて気持ちをつらい状態に追い込む」ことだった。彼女が、他者を困惑させるようなつながり方に陥ったことにはこのような背景があった。

かくして、身体的な感受性の特異性によって生じた人とのつながりのギャップを、なんとか修復しようと生み出した対処行動が、「症状」「病理」として治療の対象となっていき、そこに潜在していた実存的な試みは黙殺されていくことになる。

「聴く」ことの抑圧性

向谷地は「ケアの現場は聴きすぎていた」という。[12] この言葉はケアの現場での「聴く」ということの重要性を否定するものではないが、「聴く」という行為の抑圧性を指摘するものである。向谷地は「聴くことが真のことばを封じ込める」という危険性を指摘する。

精神医療の現場では、じつにていねいに当事者や家族の話を聴いている。しかし、その聴き方は当事者や家族を医療に依存させるようなものであるという。さまざまな訴えを聴いても、それは医療支援者が対応すべき課題として聴き取られ、アセスメントの対象とされる。ここでは当事者自身の体験がそのまま聴かれているのではなく、精神医療の対象へと変換されて受容されているのである。

先ほどの「死にたい」と訴える女性は、「私にとっては、病気じゃなくなるということは人とつながる手立てを失うことで、その恐怖感がありました」[13] と述べている。精神医療のスタッフとつながるためには、自分を患者の立場に置くこと、言い換えれば精神医療の対象となるように自分の困りごとを変換していく必要があるということである。

しかし他方では、精神医療の現場では「幻聴」や「妄想」の話を聴いてはならないという神話も長く語られてきた。それは妄想を聴くことによって、それがより具体的になり強固になっていくためであるというのである。

先ほどの「死にたい」という女性も、かつて診察を受けていた医師や医療スタッフからは死にたい気持ちを「あまり話さないように」と言われ、「聴いてほしかったのに聴かれなかった」と語っている。それは、話しすぎると過去の心の傷にさわり、封印されていたつらい記憶が蘇ることによってさらに不安に陥り混乱が増す、ということへの気づかいからであった。

「聴く」ことにしても、「聴かない」ことにしても、これらいずれの精神医療内での対話が、医療支援者と当事者の非対称性の上に成り立っていることが指摘できる。当事者の経験を意味づける権利はつねに医師を頂点とする医療支援者の側にあり、当事者の経験が無条件に受け入れられているわけではないということである。

そこでは暗黙のうちに、当事者が「病人役割」[14]を演じさせられている。「病人役割」というのは、社会学者のタルコット・パーソンズが提唱した概念で、医療制度において病人は、自分ではどうにもできない、援助を必要としている状態であると定義されており、それゆえに一時的に社会的責任をまぬがれ、自分で苦難を克服することも課されない。そのかわりに、病人は回復しようとする意志をもたなければならず、医師に対して協力的に振る舞わなければならないというものである。

つまり、精神医療の現場におけるていねいな傾聴は、当事者の自立を願う支援者の思いとは裏腹に、この「病人役割」へと当事者を押し込めていく方向に働いてしまっていたということである。これを当事者の側から見れば、主体性を放棄して治療の対象となることを主体的におこなわなければならないという自己矛盾に陥ることになる。

〈閉じた聴き方〉と〈開かれた聴き方〉

向谷地は、このように当事者を医療システムに依存させ、主体性を奪いとる聴き方を〈閉じた聴き方〉と呼び、当事者研究における〈開かれた聴き方〉と対置している。

> 《閉じた聴き方》は当事者とスタッフの両者の間で自己完結する聞き方だとするならば、《開かれた聴き方》は、新しい人とのつながりや出会いの可能性に開かれた聴き方ということができる。つまり、同じように聴かれていても、《閉じた聴き方》では、当事者自身につかの間の充足感が得られるだけで、さらなる不安や孤立感をもたらすことがわかる。[15]

向谷地によると、〈閉じた聴き方〉においては、形の上では「聴く」というスタンスをとっていながらも、当事者自身が「聴かれた」という実感を得ることは難しい。そして、その実感や手応えの乏しさが、「聴きすぎ」を招きやすいのだという。

ここでいう「聴かれた」という実感とは、感情を受け止められる体験とは異なる。〈閉じた聴き方〉においては、感情を受け止めることには過剰なほど気を配られており、その意味での充足感は得られやすい。これは人間関係での不安や葛藤など、いわゆる神経症的な悩みに対しては有効であるが、特にそのベースに「現実との生命的接触の喪失」[16]の危機がある統合失調症をはじめとする精神疾患には有効であるとはいえず、むしろ、支援者への依存を誘発することにもつながるものである。

〔なぜ閉じた聴き方は：引用者〕当事者自身に「聴かれた実感」をもたらさなかったか。それは、「聴く」という行為は、主として感情に焦点が当たり充足感が得られるのに対して、統合失調症をもつ当事者のかかえる危機の本質は、存在そのものにあると考えるからである。[17]

すると、〈開かれた聴き方〉は「存在そのもの」を充足させるような聴き方である、ということになる。向谷地自身は、〈開かれた聴き方〉が志向しているのは、「より身体的な実感――上手になった感覚、腕があがった実感――をともなった、新しい肯定的な現実を共有する場の創出である」と述べている。

統合失調症をもつ人には、人とのつながりの感覚の喪失、人として存在しつづける感覚への危機が内包されているという点を見逃してはならない。これは極端にいえば、自分が人間ではなくなってしまうかもしれないという恐怖ということができるであろう。その意味でも、その回復においては、「生命論的な〝つながりの回復〟[18]」が必要不可欠なのだ、と向谷地は言う。

向谷地は特に統合失調症との関係を強調しているが、筆者の経験では、これは「ひきこもり」の状態にある人々や、「自閉スペクトラム症」と呼ばれる人々においても同様のことがいえる。もっといえば、「ふつう」（精神病理学でいう「自明性」）という感覚の危機に陥っている人々とのつながりにおいて重視される支援であるといえるだろう。

「あってはならないもの」でなく

生命論的な「つながりの回復」とはどういうことを意味するのであろうか。

ここまでに、「爆発」や「死にたい」といった〈困りごと〉の背景に、人とのつながりの希求があることを見てきた。そして、当事者研究においては、その〈困りごと〉を無きものにするのではなく、それを活かすことによってつながりを回復していくことを見てきた。

しかし、そこで達成されるつながりは、従来の精神医療内部のケアにおける〈閉じられた聴き方〉をとおしたつながりとは異質な、生命論的なつながりであるということに行き着いた。あるいはそれは、その人の存在そのものを認めるようなつながりであるといってもよいであろう。

ひとまず現段階では、精神医療において「症状」などと呼ばれ、家族や関係者たちのあいだでも問題とされていたような行動を、当事者研究ではそれを「活かす」という道を切り開いたということが指摘できるだろう。

ふたたび最初の若者の当事者研究を例にすると、それまでは医師に薬物で抑え込もうとされたり、家族に腫れ物に触るように扱われたりしたときに起きた「爆発」を、当事者研究をするなかで人とつながるためのツールとして活用できるようになった。また、BBサインの森さんの例においても、幻聴や妄想といった「あってはならないもの」を、それがあるからこそ人とつながれるとまでいえるツールとして活用できるようになっていった。

このように当事者研究においては、通常は「あってはならないもの」として排除されたり、押さえ込まれたりするネガティブな体験を、「あるからこそ人とつながれる」という体験へと変換することに成功しているのである。

逆にいえば、これまでの精神医療においては、本来統合されるべき体験を「あってはならないもの」として、構造的に排除していたといえるかもしれない。当事者研究は排除されていた自己の体験を取り戻し、それを人とのつながりのなかにしっかりと組み込むことによって、生命論的な「つながり」を回復しているのである。

私たちはいわゆる問題が起きたその瞬間から、「豊かな可能性を内包した出来事」としてそれを扱ってきた。可能性を探り出す視線で問題から情報を収集し、そこから見えてきた可能性を通じて、問題の起きている場に言葉を返していくのだ。[19]

「誤作動」と「運転技術」

しかし、そのままの問題や症状から「豊かな可能性」を引き出すことは困難である。それらをある意味で「道具」として使いこなせるようになることが重要である。

実践的に「豊かな可能性」を引き出すアプローチの一端は、「誤作動」と「運転技術」という概念にあらわれているように思われる。

当事者研究では、自分の意志に反して身体が反応してしまったり、存在しないはずのものを感じ取ってしまったりすることを「誤作動」と呼んでいる。もともとは「誰も叩いてないのに叩かれた感じがする」という身体感覚についての当事者研究のなかから出てきた言葉だそうだが、そこから派生して自分はしたくないのにさせられている感覚、わかっていてもどうにも止められない衝動なども「誤作動」と呼ぶようになったのだという[20]。

統合失調症をもつ人は、五感のギャップと「誤作動」に振り回されることが多いため、将来に対する希望と生きがいを見失いやすい。特に若くして発症し、人と違った道を歩まざるをえなくなった当事者の多くは、人生の目的と生きる意味という深く重いテーマと向き合いながら暮らしている。

向谷地は、この「誤作動」を解消するためには、身体を乗りこなす「運転技術」が必要であるという。当事者の生きづらさの多くは、「車の運転の仕方がわからない」状態に似ており、具体的・操作的なアプローチで軽減されることが少なくないことからである。

BBサインを開発した森さんは、幻聴や妄想をつながりのための道具として使いこなせるようになった。また、「〝暴走型〟体感幻覚」に苦しめられていた臼田周一さんは、さまざまな体感幻覚に整体師の「タスケさん」、メイク担当の「いくめさん」などと名前をつけて、それらの擬人化された幻覚とつきあっていく方法を発明した。

この比喩を用いれば、統合失調症の人の場合、知らないあいだに身体がフルモデルチェンジされるような体験をしているとしたら、発達障害の人の場合は生まれたときから難易度の高い「癖のある車」に乗っているようなものと理解できるだろうか。

「誤作動」「運転技術」は、車やコンピュータなどの機械に使われる用語であるが、当事者研究のある側面を言いあらわすためには適切である。研究をとおして、当事者の身体の内側や外側でバラバラに回っていた歯車を、これまでとはまったく異なる形に組み替えることによって、予想もしなかった動きをする機械として再生させていくようなプロセスであるということはできないであろうか。

その新たな組み替えにおいては、幻聴や幻覚などといった「誤作動」すらも重要な役割を果たす道具として組み入れられているのである。

向谷地とべてるの家の当事者たちによって紡《つむ》がれてきた実践は、それまでの精神医療の「常識」を覆す、非常識の塊であったといってもいいであろう。

＊　＊　＊

じつはこのような実践は、後の章で触れるように、1960年代にR・D・レインや反精神医学を標榜した者たちが目指したものと重なるものでもある。レインがキングズレイ・ホールでの患者との共同生活の実践において夢想した共同体は、べてるの家、そして当事者研究において別のあり方で実現されているのではないか、とすら思える。

しかし、レインたちは、人間に「生」を抑圧する装置であるとして精神医療を拒否する方向へと進んでいった。そして純粋で穢《けが》れない人間の「生」を探求して、出生以前の胎児の体験にまで遡行していったのに対し、向谷地の実践は非常に泥くさく胡散《うさん》くさい。精神医学もそうでないものの使えるものはなんでも混ぜ合わせ、非科学的な方法論を用いるのであるが、結果としては強力なコスモロジーを生み出している。

その意味では、当事者研究は精神科医の中井久夫が「個人症候群」と呼んだプロセスと親和的であるということもできるだろう。「個人症候群」とは、精神疾患をある種の診断カテゴリーに押し込めるのではなく、ある人が世界との関係をユニークな方法で結び直し、新たなコスモロジーを産出していくプロセスとみなすという考え方である。しかし、中井の臨床哲学との関係についてはは後の章で検討することにしよう。

第2章

「憑きもの落とし」と当事者研究

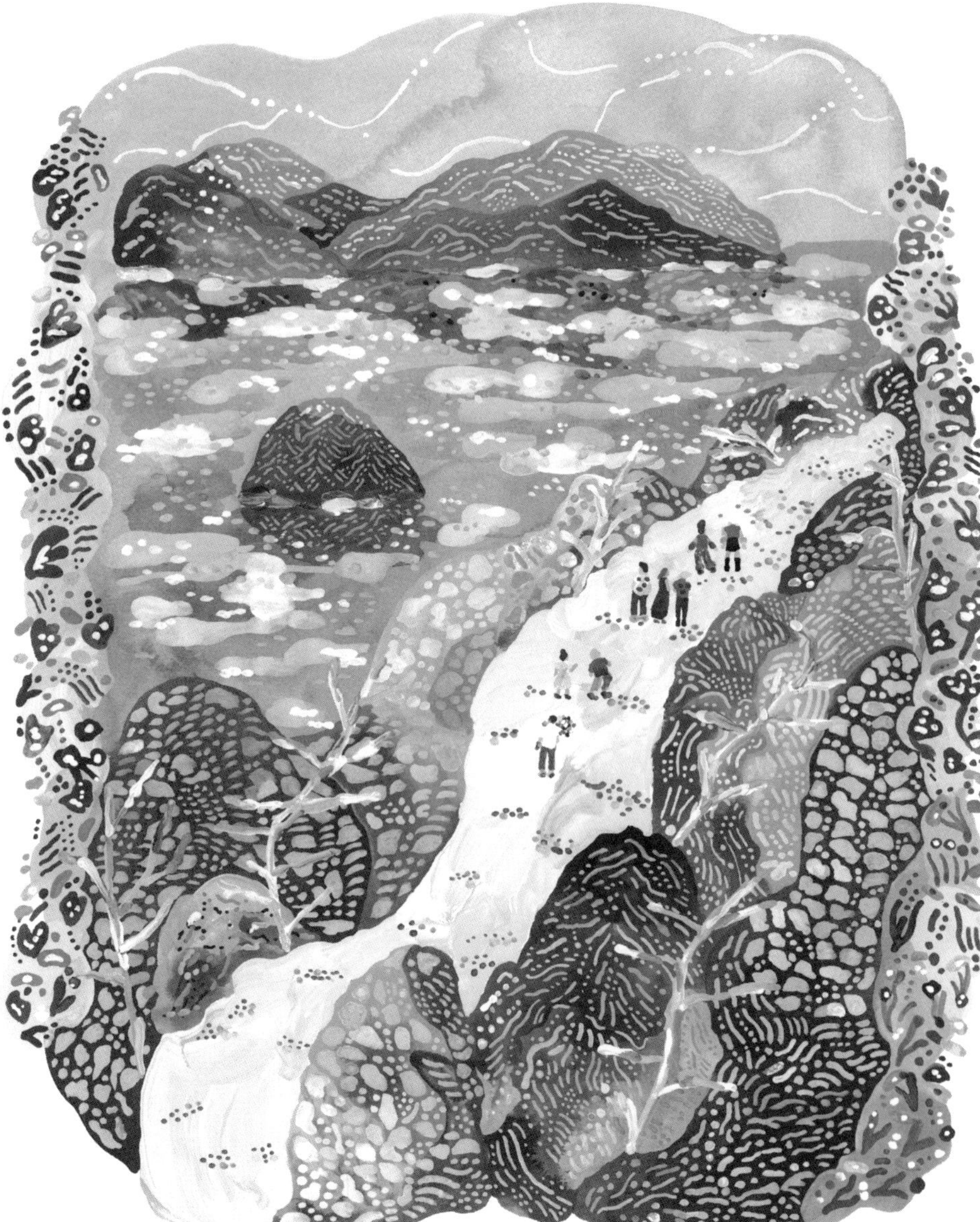

突然、口のなかが酸っぱくなったような気がした。

その日の「当事者研究」にはいつもと違う空気が漂っていた。当時、私が参加していた集まりは、月に2度ほど公共施設の会議室を借りて開かれているもので、当事者研究の仕掛け人である向谷地生良も参加することがあった。その日は向谷地の到着を待つ雰囲気のなかで、職場での人間関係の「苦労」について話し合われていた。「苦労」を話すメンバーの切迫感も感じられて、いつもより熱気があったように思う。

そのようななかで問題の職場に勤めている別のメンバーが、ピリピリした雰囲気の人間関係に巻き込まれると、吐き気を模様して実際に嘔吐したこともあるということを述べはじめた。それについて何人かのメンバーが「もらいゲロだね」「そうだね」などとコメントを述べていたが、筆者の口のなかに酸っぱさが湧き起こったのはそのときだった。

「感応」といってもいいかもしれないし、あるいは精神分析でいう「転移」の枠組みで理解できるかもしれない。その感覚はしばらくすると薄れて消えていったが、筆者にとっては驚きの体験だった。

それから、筆者はこのことについて「あれが〝お客さん〟だったのか」などと思いをめぐらせていた。そしてしばらくのあいだ、この体験をどこか別のところで感じたことがあったような気がするという、なんとも判然としない思いにとらわれていた。

「なにか」がやってくる

ある日、筆者はそれが何なのか思い出した。中学生のころに筆者のまわりで「コックリ（狐狗狸）さん」という遊びが流行《はや》っていたが、そのときの感覚を思い出したのである。

「コックリさん」についてはご存じの方も多いだろう。紙の上方に鳥居を描き、その下に平仮名の五十音や数字などを書いて、複数の人で十円玉に指を添え、「コックリさん、コックリさん、声が届きましたらおいでください」などと唱えることからはじめる、一種の遊戯である。何度か唱えていると十円玉が自然に動きはじめ、呼び出した者たちの質問に答えてくれるということになっている。もともとは西洋のウィジャボードやテーブルターニングと呼ばれる「交霊会」「降霊術」の技法に由来するもので、明治20年ごろにはすでに日本に入ってきていたといわれている。[01]

中学生のころのある日、筆者は友人たちと十円玉に指を添えて「コックリさん、コックリさん……」と唱えていた。何度か唱えたあと、突然、十円玉が動きはじめた。その後のことは忘れてしまったが、「本当に来てしまった！」と鳥肌が立つような畏怖の感覚に襲われたことをはっきりと覚えている。

先に述べた当事者研究での体験は、コックリさんでの体験を思い起こさせた。そのとき、たしかに「なにか」が来たように感じたのである。

「お客さん」と外在化

この当事者研究での体験以来、筆者は当事者研究が「憑きもの落とし（祓《はら》い）」と似ていると思うようになった。妙なことを言っていると思われるかもしれないので、まずは「お客さん」という概念についてあらためて触れておきたい。

前章では触れられなかったが、当事者研究の実践のなかで特にユニークなやりとりに、精神科的症状をその人の人格から切り離す「外在化」と呼ばれるものがある。たとえば、幻聴を「幻聴さん」と呼んだり、否定的な思考パターンや症状にとらわれてしまうことを「お客さん」と呼んだりしてキャラクター化したうえで、それらとのつきあい方を仲間と一緒に考えていくのである。また、当事者研究は日常から切り離された実践ではないので、それらのキャラクターは日常生活においても実在するかのように扱われるようになる。

この幻聴さんやお客さんは、日常のコミュニケーションにまで進出しているのが特徴だ。統合失調症で幻聴をかかえるメンバーに「幻聴さんは元気？」と本人ではなく幻聴さんの体調や気分を聞いたり、「〇〇さんのこと、あまりいじめないでね」と幻聴さんにお願いしたりすることもある。あるいは、マイナス思考に苦労するメンバーに「最近のお客さんの入りはどう?」と声をかけると、「今日は千客万来だよ。商売だったら大もうけ」と答えたり、「お客さん@.com(=お客さんあっというまにドット混む)だな」なんていう珍語が生まれたりする。[02]

向谷地はこれをナラティヴ・アプローチの概念を借用して「外在化」と呼んでいるが、もともとは当事者研究のなかで独自に生み出されてきた手法である。たとえば「全力疾走の研究[03]」をした伊藤知之さんの場合、対人関係がうまくいかなくなったときに、自己否定的な考えへのとらわれである「お客さん」がやってきて、被害妄想に陥らせる。また、「〝言葉の取り戻し〟の研究[04]」の鈴木真依さんでは人とつながりたい気持ちがわいてくると、「死神さん」が来るようになり、自殺願望をもたらす。

当事者研究の「外在化」の手法は、症状を当事者の人格から引き離し、その人格を否定しないことを可能にする。それが「〝人〟と〝こと(問題)〟を分ける」として掲げられている当事者研究の理念の意味するところである。

> 当事者研究では、「人と〝こと―(問題)〟」を分けて考えることを大切にしています。そのことによって、問題をかかえた人も、「問題な○○さん」から「問題をかかえて苦労している○○さん」に変わります。「人と〝こと―(問題)〟」を分けて考えることで、研究がより促進され、人の評価から自由になることが可能となります。それは、人間の存在価値は、失敗や成功、問題

の大小によっては損なわれないと信じるからです。[05]

さらに、宮西勝子さんによる「罪悪感の研究・その1」[06]を見てみることにしよう。

宮西さんは自身の自己病名を「統合失調症自爆型」であるとしている。宮西さんは15歳くらいから統合失調症を発症していろいろな幻覚を見るようになったという。「圧迫感」のために電車に乗ることができなくなったため、高校を中退してしばらくひきこもり、1年遅れて短大に進学してからひとり暮らしをはじめたが、寂しさから親を呼ぶために自殺未遂を繰り返すようになった。これを宮西さんは「自爆」と呼んでいる。また、新聞やテレビの報道がされるたびに「お前が悪い」という声が聞こえるようになり、自責の念にとらわれるようにもなっていった。

くわしい経緯は書かれていないが、その後、宮西さんは「当事者研究」に参加するようになった。そのなかで、仲間の力をかりながら「なつひさおチェック」[★]を活用し、お腹が減ったときには飴をなめたり、コーヒーを飲んで体を満足させると、「幻聴さん」は飽きていなくなってしまうことを発見した。

また、「すべてはお前のせいだ」と自分を責めてくる幻聴さんに「よい幻聴さん」を用意して対抗できるようになるなど、罪悪感へのとらわれからも脱出していった。

「憑きもの」という観念

しかし、これだけの説明では「お客さん」と「憑きもの」との対比が分かりにくいので、次に、後者の「憑きもの」という観念についても説明しておく。

これは現在から見れば非現実的な観念のように思われるかもしれないが、じつは近代以前の日本においてはあたりまえの考え方であった。当時の人々は、突発的な事故や流行り病による死傷など、合理的に説明がつかない事柄を説明するための原理として「憑きもの」という観念を用いていた。今でいう精神疾患の大部分もこの観念で説明されていたのである。

その後も大正期までの日本では「狐《きつね》憑き」「犬神憑き」などといった、なにものかが取り憑くと考える習慣は残っており、ほぼ完全に消失したのは戦後になってからのようである。哲学者の内山節《たかし》は、北関東において「狐に化《ば》かされる」という話のリアリティが急速に衰退するのは高度経済成長期であったと述べている。[07]

民俗学者の小松和彦によると、「憑きもの」という観念は、個人の外側にある霊的な力（「も

[★]「なつひさおチェック」とは、当事者研究のなかで生まれたもので、幻聴や否定的な認知がひどくなる背景として、**な**やみがあるとき、**つ**かれているとき、**ひ**まなとき、**さ**びしいとき、**お**金がないか、**お**腹がすいているか、**お**薬をのみ忘れているときのいずれかがないかチェックする工夫。[09]

の＝マナ」）が一時的にある人に「つき＝憑き」をもたらすという考え方のことである。[08]

正月におみくじを引いて「今年はついている」というときにはこの観念が働いており、これは現代人にもなじみ深い。また東北地方で、家に「座敷わらし」という妖怪が憑くと、その家は繁栄するといわれていることもその一例である。しかし、「憑き」によってもたらされるものは、必ずしも幸運ばかりとは限らない。呪術師や動物霊をあやつる人々が、わざとある人に動物を憑かせて厄災をもたらす場合もあるという。

かつては精神疾患についても「憑きもの」という観念で理解され、民俗共同体のなかで誰かが狐などに「憑かれた」場合、僧侶や呪術師などがことの収拾にあたっていた。彼らは何が憑いたのかを名指し、その霊的存在と交渉や取り引きをして、立ち去ってもらうようにもっていくのである。このような「憑きもの落とし」の方法は世界各地に見られるものであり、かつて西欧でおこなわれていた「エクソシズム（悪魔祓い）」もそのひとつである。

「憑きもの」という観念においては、個人の「症状」を治療することよりも、民俗共同体の秩序の乱れをどのように修復していくのかに関心が向かっていた。[10] そもそもその人の逸脱した言動や行動を、その人自身に由来する問題とはとらえず、外からもたらされた「もの＝マナ」によって平常心が乱されているのだと考えていたからである。

調和の乱れは、「妬《ねた》み」「恨《うら》み」「悲しみ」などの処理できない感情として体験されたが、「憑きもの落とし」はそのような負の感情を「狐」などに持ち去らせることで浄化し、ふたたび調和をもたらすプロセスであったともいえる。いわば、「憑きもの」という現象が共同体の症状として治療されたわけである。

少し長い説明になったが、このように「憑きもの落とし」と「当事者研究」を比較してみると共通点が多いことに気がつくだろう。

当事者研究では、症状を外在化するだけではなく、「自己病名」[11]をつけることも重視されているが、これは呪術師が何が憑いているのかを名指すことと似ている。また、「お客さん」をキャラクター化し、それとのつきあい方をみんなで考えるというのも、狐や犬神などとのかけひきを思い起こさせる。

それらはともに、症状を個人の体の外からやってくる「お客さん」と理解し、症状を治療するのではなく、「お客さん」と一緒に生活する方略を探索しているのである。

精神医療システムの「相対化」

「当事者研究」が「憑きもの落とし」に似ているのは、「憑きもの」という観念を抑圧して打ち立てられた近代的な精神医療のシステムをふたたび転倒させたときに、必然的に旧来のものと似た性質を帯びることになったためではないかと思われる。それが明確に意図されたものであるかどうかはともかくとして、当事者研究は、いまや絶対的に私たちを支配している精神医療というシステムをひっくり返すような側面をもっている。

もちろん、精神医療の発展によって多くの人たちが苦悩から救われたことは間違いないし、筆者もその意義を否定するつもりつもりはない。しかし、近代的な精神医療システムはその発展のなかで、病者の主体性を奪い、抑圧してきたことも看過できない。精神医学では、心の変調をさまざまな「病気」として診断し、その原因を「脳」あるいは「神経」といった個人の物理的身体に求め、精神医療というシステムのなかに依存させてきた。心の病気を持つ人々は、みずからのことについて適切な判断ができないとみなされ、それゆえに医療者による適切な治療的支援が必要であると。そして、そこでは症状はつねに「あってはならないもの」として扱われ、それが消失することが治癒であると考えられてきた。

これに対して当事者研究においては、その名が示すとおり、専門家によって治療の客体となることを回避し、当事者が苦労の経験の主体となることに重きが置かれている。「自己病名」をつけることは、まさに専門家による客体化を象徴的に拒否することであるといえるだろう。

また、そもそもその人が抱えることになった苦労を「病気」としてとらえることをしない。その苦労は、その人が環境のなかを生き抜こうとして出来上がったものであると、とらえられる。それは「あってはならないもの」として治療されるべきものではなく、「なくてはならないもの」として活用されるべきものなのである。

当事者研究には「経験は宝」「〝治す〟よりも〝活かす〟」[12]という理念があるが、これらはまさに上記のことを言いあらわしたものといえるだろう。

憑依、解離、嗜癖

精神医学が確立していく過程で「憑きもの」という現象は著しく矮小化され、非科学的で価値の低いものへと格下げされていった。このような変遷を、精神医学史を研究している兵頭晶子は〈憑く心身〉のコスモロジーから〈病む心身〉のコスモロジーへの移行としてとらえている。[13]

しかし、たしかに〈憑く心身〉のコスモロジーは近代化によって衰退していったが、興味深いことに、別の姿に変わって現在にもその水脈を保っているという指摘もある。長年にわたり憑依と精神疾患との関係について研究してきた大宮司《だいぐうじ》信によると、近年の動向として「解離」についての論文が急増しているとのことであるが、これは「憑依」と近縁の現象としても解釈できるというのである。[14]

国際的な精神障害の診断マニュアルDSM-5-TRにおいて「解離症群（解離性障害群）」は、「意識、記憶、同一性、情動、知覚、身体表象、運動制御、行動の正常な統合における破綻および／または不連続である」[15]と定義されているように、解離は変性意識（トランス）状態と近縁な現象である。大宮司は、解離についての論文の急増は「変性意識状態を基盤とする病理の表現形態が憑依から解離へと変化しつつあることを示唆するのかもしれない」と述べている。

「解離」に注目すると、20世紀末ごろから急増したいわゆる「多重人格」は、精神医学的には「解離性同一症（解離性同一性障害）」と呼ばれているように、解離の機制によって説明できる障害とされる。この場合に見られる「交代人格」という現象は「憑きもの」のそれとても似ており、しばしばトランス状態をともなっていた。実際、明治期には「狐憑き」の多くはヒステリーと診断されており、これは今でいう「解離症」や「解離性同一症」にあたる。

よく考えると、アルコールや薬物の使用など、シャーマンが伝統的にトランス状態に移行する際に用いてきた技法の多くは、現代の精神医学において「依存症」や「嗜癖」と呼ばれる状態と近縁のものである。思い切っていえば、「憑依」も「依存症」も、トランス状態を引き起こすための儀式という側面から理解できないかということである。

精神科医のE・J・カンツィアンとM・J・アルバニーズは、依存症の本質は苦痛を緩和するための「自己治療的」側面にあると指摘している。[16] さまざまな生きづらさをもつ人たちが刹那的にでも気持ちを切り替えるために「依存」するのだが、それは同時に、その手段によって困難な日常を生き抜いているということでもある。

また、これと似た視点から、小説家の赤坂真理は自身も経験のある「アディクション（嗜癖）」を、困難な状況を「解離」という方法を用いて切り抜けるための心理防衛のテクニック、すなわち「安全に狂う方法」ではないかと指摘している。[17]

心理療法と〈開かれた心身〉

先に兵頭の言葉を借りて、近代における〈憑く心身〉のコスモロジーから〈病む心身〉のコスモロジーへの移行について述べたが、「解離」という現象は〈病む心身〉のコスモロジーのなかで、ひそかに〈憑く心身〉を回復していると理解できるかもしれない。しかしじつは心理療法（精神療法）は、そのはじまりから現在に至るまで、〈憑く心身〉を密輸入しつづけているのである。

ジクムント・フロイトによって創始された精神分析療法は、もともとはシャルコーのヒステリー患者に対する催眠療法がその起源にあり、そこではトランス状態にさせた患者へ暗示を与えることによって治療がおこなわれていた。さらに精神医学史の研究者であるアンリ・エレンベルガー（エランベルジェ）が言及しているように、その催眠の起源は、フランス革命期前後に活躍したF・A・メスメルの「動物磁気説」に、さらにそれはガスナー神父らがおこなっていたエクソシズム（悪魔祓い）にまで遡ることができる。[18]

今日でも、精神分析においては自由連想法や夢分析といった催眠に近い状態を積極的に治療のために活用している。また、それ以外の心理療法、ユング派の心理療法や、場合によってはマインドフルネスなどもその例としてあげることができるだろう。

これらに共通するのは、心の病の原因が、自己を過剰にコントロールしようとすることにあると考えていることである。これは森田療法の「精神交互作用」という考え方に典型的で、自由で自立的であらねばならないという命令に縛られて、かえって不自由で従属的になっていくという悪循環のことである。そして、その悪循環から解放される方法が、すなわち心理療法ということになる。

過剰な自己コントロールを解除する手続きには、意図的に覚醒水準を下げるものがあり、催眠や自由連想法などはその例であるといえる。反対に覚醒水準を上げるという方法も考えることができ、筆者はくわしくはないがヨガなどの方法はそちらに当てはまるのかもしれない。

いずれにしても、意識をコントロールの外に置くことによって、さまざまな想いや感情が自然に起こるような状態へと誘われていき、そして去来した想いや感情を核として体験が再構成されていくようなプロセスへと促されていく。

もちろんこれはひどく乱暴なまとめ方であるが、多くの心理療法において、過剰な自己コントロールにとらわれた〈閉じた心身〉から、自然に想いが去来していく〈開かれた心身〉（以下、〈憑く心身〉と同義）への移行を促すことによって、体験そのものが再構成されるプロセスが重視されていると考えてよいであろう。

外在化と開放化

このような視点から、当事者研究について考えてみるとどうなるだろう。この場合、普通の心理療法とは少し事情が違ってくる。

「当事者研究」では、幻聴や症状は自分の意思に関係なく「起こる」もので、その人に帰属させることができない。それはいわば「聴こえてしまう」といったほうが適切だろう。過食やアルコールなどへの依存症状においても、それが意思に反して「摂取せずにはいられなくなる」という中動態的体験であるということは、哲学者の國分功一郎が指摘しているとおりである。[19]

通常の精神医療においては、幻覚や幻聴をもっている統合失調症の人たちには深い心理療法をおこなわないことが常識になっていた。それは幻聴などに一層のリアリティを与えることを避けるためであるとされる。ここでは心身を開くことではなく、むしろすでに開かれたまま、閉じることができなくなっている状態を、いかにして〈閉じた心身〉へと帰還させていくのかが問題になっているのである。

当事者研究において画期的であったのは、このような〈開かれた心身〉を閉じようとせずに、中動態的に浮かんでくる症状を〈開かれた心身〉に「お客さん」として積極的に迎え入れたことであろう。

筆者の考えでは、当事者研究における「お客さん」という概念は、症状をその人から切り離す「外在化」という側面だけでなく、心身をさまざまな声や症状が訪れる場として開放するという側面が重要であると思われる。それは「外在化」というよりも「ポリフォニー化（多声化）」といってもよいかもしれない。

ポリフォニーの本来の意味は複数の異なった旋律が同時に演奏される音楽様式のことであるが、ロシアの文芸批評家のミハイル・バフチンは、登場人物がそれぞれの声や意識が対話しながら物語が織りなされる小説の形式を「ポリフォニー小説」と呼んだ[20]。

このようなポリフォニー化は個人の心身においてだけでなく、仲間との関係でも起こるというところも興味深い。個人の心身がそこに生じる声や症状に解放されていくのと同時に、仲間によってもそれらの症状が迎え入れられ、もてなされることによって、それはみんなの出来事になっていく。

冒頭の筆者の体験を例にすると、ある当事者の「お客さん（症状）」についてみんなで研究しているときに、それぞれの参加者の体験が響き合い、最終的に誰の「お客さん」のことを話しているのかわからなくなったような状態であった。そのようなときには、「お客さん」について論理的に把握することができたかどうかはあまり問題ではなく、それぞれの参加者が自身の「声」と対話しながら、それによって仲間との新しい絆を結ぶことができるということが大切になる。

このポリフォニー化のプロセスは、「当事者研究の理念」[21]にも、個人と仲間とが相互に含み合うような独特なあり方として反映されている。「自分自身で、ともに」（理念2）、「自分の苦労をみんなの苦労に」（理念7）、「自分を助ける、仲間を助ける」（理念12）といった言葉には、自分の体験が同時に仲間の体験でもあるような関係性が表現されている。

〈開かれた心身〉を包み込む繭

心理療法の多くは、〈閉じた心身〉を一時的に、部分的に〈開かれた心身〉へと移行させ、ふたたびそこから〈閉じた心身〉へと戻っていくプロセスであるといえるであろう。そのプロセスのなかで、個人と世界、あるいは宇宙との関係（すなわちコスモロジー）はダイナミックに再編されることもある。その好例としては、つづく第3章で紹介するユング心理学派の岩宮恵子による心理療法があげられる。そこでは、「よい子」を演じようと過剰に自己をコントロールしてきた女の子が、無意識的なレベルで〈開かれた心身〉への移行を求めたことが問題行動や症状となって噴出したのであるが、母親と治療者に見守られながら、彼女がコスモロジーを再建していくプロセスが描かれている。

心理療法が、あえて心身を開くことはせずに、一時的なガス抜きのような役割を果たしていることもある。後者の例としてはリラクゼーションなどがあげられるであろう。筆者自身は、時と場合によっていずれのアプローチが最適であるか判断していくのがよいと思っている。

しかし、統合失調症などの精神疾患の人たちにおいては、気づいたときにはすでに不可避的に〈閉じた心身〉から〈開かれた心身〉への移行ははじまっており、自身の力では閉じることもできなくなっている。

第4章で取り上げるが、R・D・レインはこの移行を「旅」になぞらえて、無事に帰還するまで伴走していくための共同体の建設を試みた。しかし、レインにおいてその「旅」は象徴的な生まれ直しを意味するようになり、その思想に共鳴したメアリー・バーンズのように乳児のような状態への著しい退行を催すことさえも是認されていた。レインの試みは決して否定されるべきものではないが、危険な賭けであったとはいえるであろう。

中井久夫も同じく、統合失調症を心身のプロセスとしてとらえているが、レインのように退行を促進させるようなアプローチは用いなかった。中井は、「分裂病〔統合失調症〕は本来回復しやすい病気であって、ただ、それを妨げる内外の要因もまた多い」[21][★]と述べているように、自然治癒過程を阻害する要因をできるかぎり取り除くこと、自然的回復力を守っていくことに注力した。これについては後の章でくわしく述べるが、そのアプローチは比喩的にいえば〈開かれた心身〉を開かれたままに包み込んでいく環境をつくっていくことであるといえるだろう。

中井によると、統合失調症の寛解過程がはじまってしばらくすると、「繭《まゆ》につつまれた感じ」という特有の感覚が、患者のまわり、あるいは患者と治療者とのあいだに漂うとされている。このような関係性のなかで、開かれたまま溢れ出していた幻覚や妄想が、徐々に環境のなかへ、そして無意識の彼方へと閉じられていく。

病者はしばしば「繭につつまれた感じ」というべきものを経験する。それは内的外的事象からの軽度の離隔感、すなわち、それらの事象が遠くで生起している感じ、はっきりと感得できない感じ、水中のできごとのような感じ、あたかも自分が温室の中にあるような感じである。[22]

このような感覚は、当事者研究を包み込んでいる〈場〉の感覚に通じるものであるように思われる。〈開かれた心身〉が柔らかな「繭」のような環境に包み込まれ、そこに溶け込んでいくようなプロセスである。症状は「お客さん」として仲間たちに迎え入れられ、仲間たちの想いを重ね合わされて、それが自然なあり方であるような日常に溶け込んでいく。

苦労を取り戻す

明治政府は維新後の早い時期に、憑きもの落としやイタコなどの「憑きもの」に関する習俗を禁止しており、また、民俗学者の川村邦光によると、明治20年代には「脳」や「神経」という言葉が流行し、「脳丸」「健脳丸」といった脳の力を強化する（とされる）薬が発売されていた。[24] これは、帝国大学への精神医学教室の開設と同時期のことであるから、〈憑く心身〉から〈病む心身〉への移行は、近代化の過程で国策として進められていったと考えるほうがよいであろう。民衆から迷信や因襲を一掃し、彼らを理性によって統治された個人へと鋳造《ちゅうぞう》していくこと

［★］以下、本書における引用文中の傍点やルビは、すべて原文あるいは原著翻訳書にあるものである。

が急務だったのである。

しかし、理性によって〈閉じた心身〉をもつようになった私たちは、生活を脅かすようなリスクを排除していった結果、突拍子もないことも起こらない代わりに、平凡な世界を生きるようになっているのではないだろうか。当事者研究に触れて、筆者はこのような疑問をもつようになった。それは、私たちが安定した日常が、リスクとともに大切なものも削ぎ落としてしまった世界なのではないかという疑問である。

もちろん筆者は、精神薬理学の発展を否定的に見ているわけではない。それによって苦しい症状が軽減され、人生に希望がもてるようになったことは素晴らしいことであると思っている。しかし、その反面で、人生にともなう苦しみのどこまでを「症状」として治療の対象にするべきなのか煩悶している。たとえば、大切な人を失うことは苦しいであろうが、その苦しみから解放することだけが道なのかと。

当事者研究では「苦労を取り戻す」という言葉が大切にされている。ともすると楽しそうにさえ見える当事者研究においても、症状や苦しみの体験を迎え入れることはそう容易なことではない。そこには命を削るような苦しみもある。そうまでして苦労を取り戻すことは、平凡な日常に安住したい私たちにとっては、わざわざ得体の知れないものを招き入れ、不安を掻き立てるような行為に思われるかもしれない。

しかし、この構造的に排除されていた苦労を取り戻すことによって、その先にある地平が開かれていくことにもなることを当事者研究は教えているように思う。

第3章

「個人症候群」と異界

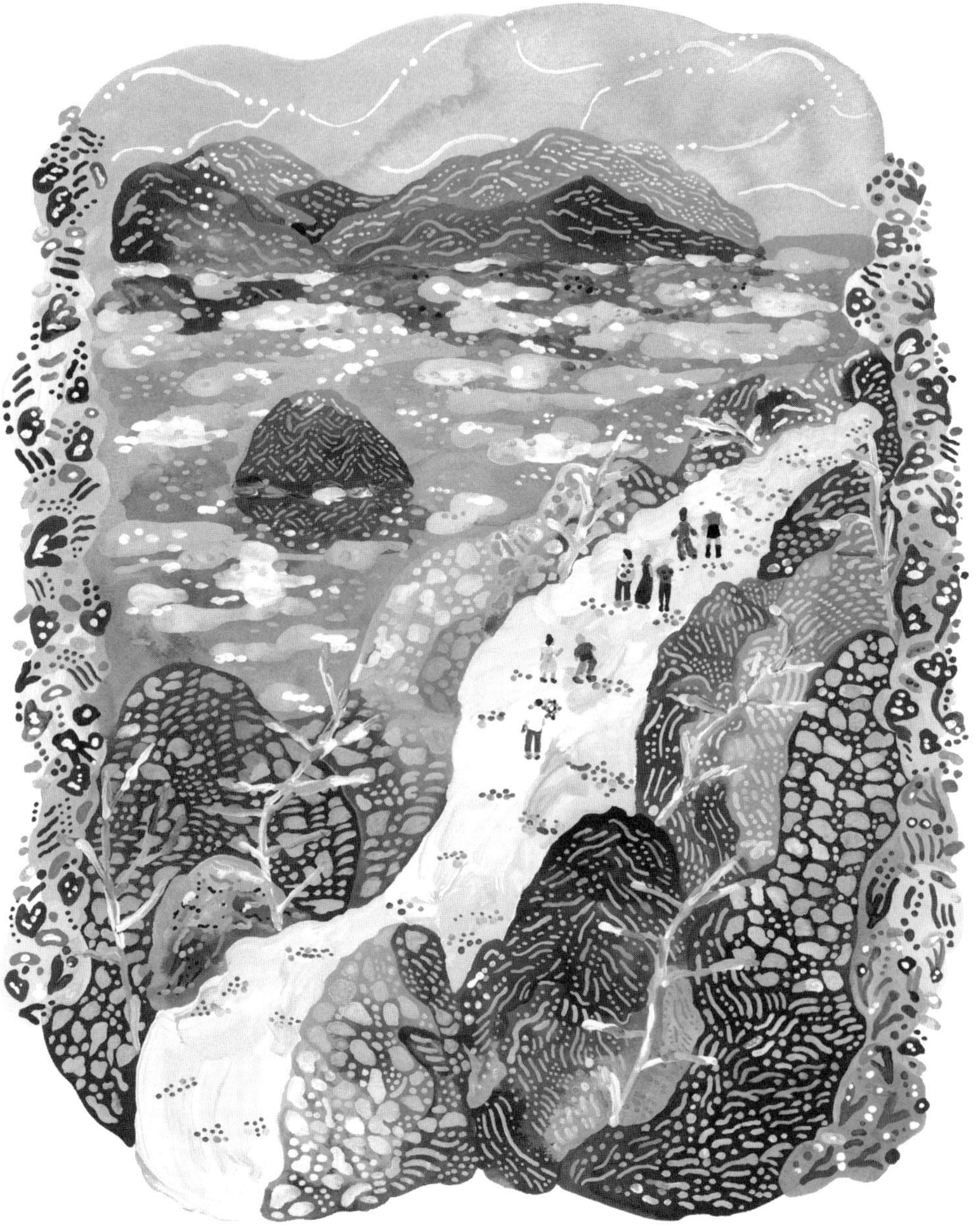

人間はね、赤ん坊から「喜怒哀楽」の順番に覚えていくんだけれど、年をとったり精神を病んだりすると「楽」から順番に感情を失っていくものなんだ。満足すると「喜」、満足できないと「怒」、それが続くと「哀」。でも「楽」っていうのはその三つを超えた感情だね。ゲームに勝つと喜び、負けると怒る。そして負けつづけると哀しい。それでも「もう一度」ってゲームを続けようと思うのが、楽しむってことだな。つまり、「喜怒哀」を全部受け入れて、その先にあるのが「楽」というわけさ。[01]

筆者は「当事者研究」に参加しながら、しばしば右に引用した精神科医の中井久夫の言葉を思い出した。

ここで述べられていることは、心の旅のプロセスにも重ね合わせることができる。平和な日常に異変が生じ、生活が一変してしまったとき、私たちはそれに憤りを感じ、やがて無力感とともに悲哀にうちひしがれていく。それからしばらくの時を経て「もう一度、がんばろう」と立ち上がり、新しい日常を生き直すのである。

すでに述べたとおり、筆者は「当事者研究」を専門に実践しているものではない。ただ、各地での集まりに参加してきた。そして、そのたびに包み込まれるような心地良さを感じてきたのだが、その心地良さの陰には、苦しみや悲しみの経験もひしひしと感じられた。心の病を抱えることは苦しいことであろうし、涙することも一度や二度ではなかっただろう。それにもかかわらず、参加者のあいだにユーモアが芽生え、「また一緒にがんばろう」という救いの感覚が訪れたとき、心が震えるようなことがしばしばあった。

前章の終わりで、当事者研究に「苦労を取り戻す」という理念があることを紹介したが、その意味が、中井の言葉とともに筆者の腑に落ちていった。

自明性の喪失

統合失調症の旅は「あたりまえ」の世界の崩壊からはじまるという。あるときから、それまで慣れ親しんでいた世界が、不気味で意味不明なものへと変貌しはじめる。精神病理学者のW・ブランケンブルグは、アンネ・ラウという統合失調症の女性の症例をもとに、このような日常世界の崩壊を「自明性の喪失」と呼んだ。

> 私に欠けているのは何なんでしょう。ほんのちょっとしたこと、ほんとにおかしなこと、大切なこと、それがなければ生きていけないようなこと……。[02]
>
> どんな子供でもわかることなんです。ふつうならあたりまえのこととして身につけていること、それを私はどうしてもちゃんということができません。[03]

アンネは自分自身に何が起こっているのか言い当てることができず、とにかく他の人たちにとってはあたりまえのことが、自分には欠けているのだと訴えていた。アンネは統合失調症と診断されていたが、妄想や幻聴などの陽性症状はなかった。しかし、世界に親しむことができないまま、彼女は自殺を選んだ。

近年、アンネにつけられた診断名については疑問を投げかける人もいる。アンネがどのように診断されるべきだったのかここでは検討しえないが、他の当事者の体験においても、初期の段階で世界から親しみに似た雰囲気が抜け去っていくことがうかがわれる。目の前に物理的に存在しているのに、その意味が与えられないような「異界」に迷い込んでしまうのである。アンネは、その恐怖に立ちすくんでしまい、それに飲まれて命を落としたのかもしれない。

通常、私たちはこのようなプロセスが生じたときに、それを食い止め、日常世界に踏みとどまろうと努力をする。しかし、統合失調症を発症したときには、日常世界が崩壊していくことを阻止し、元の世界へと戻ろうとしても、すでに心身の柔軟性が失われているため、それは叶わない。

中井は発症の初期、「急性統合失調症状態」の心理について次のように述べている。

> 外界ははっきりしない意味の乱舞する世界である。考えはしだいにまとまらなくなる。突然止まったり、人の考えが入りこむ感じがしたりする。[04]

このあたりで、まわりの人が気づくことが多い。患者は「こころの平和」を得ようと目指してもがく。周囲からは退行しているとみられがちだが、本人は前進しているという感覚をもつ。[05]

むしろ、発症する前の状態へと逆行しようとする努力は、統合失調症に特有の症状を生み出すこともある。たとえば、意味がバラバラになった世界から、何とかまとまりのあるメッセージを理解しようとする心の作用が「幻聴」や「妄想」と呼ばれることもあるし、世界の秩序を維持しようとする努力が「強迫症状」になってしまうこともあるだろう。

また、当事者を現実につなぎ止めようとする周囲の人々の配慮が、彼らを否定し、世界から排除しようとするものに感じられることもある。服薬による治療によって、考える力が奪い取られているように感じてしまうかもしれない。当事者のがんばりの方向と、支えようとする人々のがんばりの方向が噛み合わない結果、苦悩が加速されてしまうことすらある。

前章で見たように、べてるの家にたどり着いた人々には、こうした苦悩の道をたどってきた人が多い。

「治りませんように」という祈り

べてるの家を長年にわたり取材してきた斉藤道雄は、七夕《たなばた》飾りの短冊に「治りませんように」

と書かれていたというエピソードを紹介している。[06]

一見するとこれは、精神医療を否定し、病気であることを賞賛するようなメッセージに受け取られてしまうかもしれないが、そうではない。べてるの家の人々が精神医療や薬物療法を否定しているという事実はない。むしろ、それらとの適切なつきあい方を模索していることを、筆者は知っている。

「治りませんように」という言葉は、治るということが発症する前の状態に戻るということならば、治らないほうがよい、という意味に解したほうがよいだろう。これは中井も再三にわたり指摘してきたことである。

中井によると、私たちの心身は過剰なストレスに対して、発熱や身体症状、あるいは悪夢などの心理症状という「警告」を発し、心身のシステムが修復不可能になる前に休息をとらせるように働く。[07] しかし、統合失調症になる人たちは、なんらかの事情でこの警告を受け取り損ねたままに、ストレス状態のなかで無理を重ね、超えてはならない壁を突破してしまうのだというのである。

中井は、心身が危機的な状態に陥るのは「ゆとり」を失うことによってであるという。心の「ゆとり」が侵食されて、「あせり」に支配されていき、やがて「無理」の状態へと至ってしまう。これは統合失調症だけではなく、すべての心の病についていえることである。

「あせり」に支配されるのは当事者ばかりでなく、周囲の人々や医療関係者もそうである。中井は、「世に棲む患者」というエッセイのなかで、無理に就労などを進めようとする自立支援に対して、批判的な眼差しを向けている。[08] そもそものような支援は「あせり」「無理」に陥っていた状態への逆戻りを進めることになりはしないかというのである。

中井に従うならば、回復のプロセスは、失われたものを取り戻そうと「あせり」に陥ることであってはならない。それは、当事者たちが「ゆとり」のなかで「世界」（あるいは「宇宙」）を再建していくようなプロセスであるべきである。この「世界」は、医療者など外部の人から与えられるものであってはならず、自身で生み出したものでなければならない。

そうであれば、「当事者研究」は、お互いに支え合いながら新たな世界を生み出していくような試みであるといえるかもしれない。

中井久夫の「個人症候群」

精神科医のR・D・レインは統合失調症のプロセスを冥府《めいふ》への旅へとなぞらえ、心の太古的な層をくぐり抜けて、生まれ直すことに希望をみた。中井久夫はそのプロセスを困難な登山のプロセスにたとえ、発症は決して登ってはならない頂上に達してしまうことであるとし、その回復のプロセスを下山の行程になぞらえた。いずれにしても、両者は統合失調症を、逆戻りできない世界の変容のプロセスであるととらえ、それが無事に完遂するようにケアをすることが必要であると考えている［★］。

このプロセスがいかなるものであるのか、具体的に示されているものは少ない。そのようななかで、中井の『治療文化論』[09]は比較的に、くわしく説明を試みているように思われる。特に、そこで提出された「個人症候群」という概念にはそれが明確にあらわれている。

中井は精神疾患を、「普遍症候群」「文化依存症候群」「個人症候群」という3つの層からとらえている。普遍症候群というのはいつの時代もどの地域にも存在するという意味で、精神疾患の典型的な側面である。それに対して、中井は文化依存症候群について画期的な解釈をほどこし、さらに個人症候群という概念においてそれを深めていく試みをしている。

文化依存症候群というのは、地域や時代による文化的な違いや変動によってあり方を左右される側面をいう。たとえば、かつてアイヌ民族の女性にみられた、驚いて意識を失ったり、他者の命令（その反対）に支配される「イム」という病や、日本全土に広く見られた「狐憑き」などはそれにあたる。また、1960年代から先進国で見られるようになった「摂食障害」なども新たな文化依存症候群である。

中井はこの文化依存症候群について、近代化やそれにともなう開発によって、周囲の自然・文化・社会からなる環境世界が大きく変貌し、心との結びつきが崩れてしまったときに生じると解釈している。崩れてしまった結びつきを新たな形で修復、再構築した結果が症状なのである。

中井は、この文化依存症候群についての考察をおしすすめて、そこから「個人症候群」という概念を提出している。個人症候群というのは、ある人にとってその状況を生き抜くうえで必然的に選びとられた心のありようが、一過的に精神疾患ともいえるあらわれ方をするというものである。

その代表的な例として中井は、ある種の天才に見られる「創造の病」や、新興宗教の開祖などをあげている。これらの人々は生きることが難しくなった状況を突破するべく、自分と世界とを結び直す新たな文脈を発明した人々であるといえる。

中井は「個人症候群」の代表的な例として、天理教の開祖、中山みきを紹介している。

中山みきは、江戸時代末期の激しい社会変動の時代に、突如として一種の憑依現象に陥り、「われは天理王命《てんりおうのみこと》なるぞ」と宣言する。中井はこれを何らかの精神疾患の発病とみなすより、一種の自己治癒過程とみなすべきだろうと考える。つまり、自分が「天理王命」であると名乗ることで新たなコスモロジーを創建したととらえるのである。

みきの嫁いだ家は、大和の辺境にあって古代の神話的なコスモロジーにおいては取るに足らないような位置づけしか与えられていなかった。しかし、そこに彼女は強引に新たなコスモロジーを投入した。ここでみきに生じた変化は、精神と環境世界の結び目で起こる変化である。そして精神と環境世界を根底で結んでいるのは、一種の神話的宇宙観、つまりコスモロジーである。

[★] レインについては第4章、中井の寛解過程論についてはコラム2（153頁）を参照のこと。

再生の契機こそ待たれていたのであった。もたらしたのはミキであった。ミキの作った宇宙は、実家に帰る身を憚る農家の嫁たちに向かって「おまえたちの真の実家はここである、ここが万人の「実家」であり、全ての人類の御祖の生地であり、その意味で世界の中心である」と指し示した。〔…〕ここを中心にして、「ようこそお帰り下さいました」と大書されたアーチをくぐり町に足を一歩踏み入れたと途端、町が農家の嫁の帰郷の日をかたどった祝祭の仕掛けにいかに満ち満ちているかに驚く〔…〕。これらのすべてが、ミキが（宗教的）「創造の病い」をとおして、この祝祭性を喪失した地にもたらしたものである。[10]

ユング心理学と中井久夫

このような中井の文化依存症候群についての解釈、さらには「個人症候群」という独自の概念の提出には、中井の代表的な業績である「寛解過程論」が別の仕方で展開されていることを見て取ることは難しくない。また、統合失調症の回復（寛解）までのプロセスにおいて、心と環境世界の結び直し、すなわちコスモロジーの再生が重要であることを鑑みれば、中井が描画療法を重視し、「風景構成法」を考案した必然性も浮かび上がってくるであろう。

中井は、当初志したウイルス学者としての道を閉ざされて路頭に迷っていたころに、著名な精神分析家である土居健郎にその才能を見出された。それ以来、中井は精神分析と一定の親密性を保ちつづけた。しかし中井の思想には、ユング心理学に通じるところも見受けられ、それは「風景構成法」が考案された経緯にも関係している。

「風景構成法」というのは、中井が考案した特有の描画法のことで、画用紙に川、山、田、道、家、木、人、花、動物、石、その他を順に描いてもらうというものである。[11] 当初、中井は箱庭療法の適応の可否を判断するためのテストとしてそれを考案したが、その後、当初の意図とは違う方向で用いられるようになった。ただし、中井自身はこの方法の臨床的意義については多くは語っておらず、後進の研究者に評価を委ねている。

中井が風景構成法を考案するきっかけとなったのは、河合隼雄の箱庭療法についての講演を聞いたことである。当時、河合隼雄はスイスのユング研究所への留学を終えて、ユング派の臨床家であるドラ・カルフの考案した「砂遊び療法」を日本風にアレンジし、「箱庭療法」として各地で紹介していた。河合の講演を聞いた中井は、そこで示された数々の箱庭の写真に、クライエントの心の変化が如実にあらわれていることに驚き、感銘を受けたという。

ユング心理学は、昭和の終わりから平成の初めごろにかけて、河合隼雄の名とともに日本の臨床心理学に絶大な影響力を持っていた。そして、箱庭療法も心理療法の必須アイテムであるかのような位置を占めるようになっていった。筆者自身も、臨床心理学の現場に足を踏みいれた1990年代半ばころには、私費で箱庭用のフィギュアを買ってきては、職場の棚に飾ったものである。

中井は決してユング心理学に傾倒することはなかったが、ある種の近縁性を感じていたことは想像できる。ユング心理学において、心理的な症状は過去の経験の反復ではなく、自己の変容のプロセスが妨げられたために生じると考えられている。また、精神分析とは異なり、無意識を言語化することを必ずしも重視しないこと、無意識を本質的に創造的なプロセスであると考えることも、中井の思想に重なっていると見てよいだろう。

つまり、ユングが提唱した心理療法論は、中井の寛解過程論と同じく、まぎれもなく心の旅を案内するものなのである。これは、ユングが統合失調症の研究から出発し、神経症の研究に基礎を置いたフロイトと決裂していること、またそのときに彼自身も統合失調症様の心理的危機をくぐり抜けているということも関係しているのかもしれない。

ただし、付言しておくが、ユングが行きついた「集合的無意識」や「元型」という概念については、中井は決して同意することはないであろう。

思春期と「異界」

ユング心理学には、ある種の還元主義的志向があることは否めない。しかし、ユング派の心理療法家の実践が、心の変容のプロセスについて重要な知見をもたらしてくれたことも無視できない。たとえば、心理療法家として著名な岩宮恵子は、河合隼雄の指導も受けたいわば正統的ユング派であるが、その実践と思想はユング心理学の枠を超えて、「異界」をくぐり抜けることについて多くを教えてくれる。

岩宮は数々の著作において、思春期を「死」と「再生」をめぐる旅のプロセスとして描きだしてきた。思春期は心身ともに大きく変化する時期であり、「変化する」ということは、それまでの状態が終わり、象徴的な意味で「死」を迎える危機であるといえる。そのため、思春期の成長や進歩といった前向きな変化の裏には、必ずどこかに「死」のイメージが存在している、と岩宮はいう。[12]

ここで「死」と表現されているのは、「あたりまえ」と思っていた世界から、ある日突然に疎外されてしまうような体験のことである。この体験は、それまで信じていた「あたりまえ」の世界が何かをきっかけにして壊れてしまったり、壊れるまでいかなくとも、世界が脆《もろ》く表層的であることに気がついて深い懐疑にとらわれてしまうということである。それは先のブランケンブルクの言葉を借りれば、「自明性の喪失」に見舞われるということであるといってもよい。

この「あたりまえ」への懐疑にとらわれた思春期の子どもたちは、自分が存在していることの意味を見失ってしまい、「なぜ自分はこの世に生まれてきたのだろう」「命はなぜあるのか」という、自分の「生」とは何なのかというきわめて実存的な問いにぶつかることがある。これはいくら理屈で考えても答えを出せる問いではないのだが、懐疑にとらわれた子どもたちにとっては避けることができない問いなのである。

岩宮は、このような問いに向かいあうことは、日常的な理《ことわり》とはまったく異なった超越的な世界が、自分の「生」や日常的な生活とどう関係しているのかを模索していくプロセスであるという。[13]日常的な論理では答えを出すことができない問いに対して、「運命」や「宿命」（あるいはハリー・ポッターの「呪い」）などといった人間を超越した力を仮定しながら、自分の日常生活をとらえ直していくしかないのである。つまり、自分の生きている世界を、日常的なレベルを超えてイメージし、新たな座標を獲得した後に、それをまた日常と結びつけていくという、いわば新たなコスモロジーの創造に関わるプロセスなのである。

思春期をくぐり抜ける

岩宮は、娘の不登校に悩むある女性との心理面接の事例を紹介している。[14]

その母親はＡさんといい、どういう理由か中学生の娘が不登校になってしまい、しだいに家で荒れ狂うようになって困っていた。Ａさんは「よい子」だった娘の変貌におののき、なんとか平穏な日常を取り戻したいと願っていた。

岩宮との面接を重ねるなかで、Ａさんは娘の内面に目を向けられるようになっていき、関係も安定してきたように見えた。ところが、あるとき、娘が不登校になる直前まで援助交際をしていたことが明らかになった。つめよる両親に娘は反発し、それから娘は家からまったく出なくなってしまった。

昼間でもカーテンを閉め切るようになったうえ、何週間も同じパジャマや下着を着たきりで過ごすようになり、風呂に入る頻度も減ってきた。それはどうやら、着替えや入浴の際に自分の肌が一瞬でも空気にさらされる状態になることが相当の苦痛になっていることが理由らしかった。

岩宮はAさんとともに、そんな娘を注意深く見守っていたが、彼女はやがて変わったことをしはじめた。新聞の折り込みに入っていた造園の広告を目にしたのをきっかけに、庭の設計図を一日中描くようになったのである。

娘は、外出も、入浴も、着替えもできていないという日々を過ごしながら、庭の設計図を描く作業に熱中していたのだが、やがて彼女は立体的な家の構造や部屋の間取りを描くようになっていった。そしてあるとき、「すごく、この家の絵はよく描けたと思う」と、一枚の完成した絵をAさんに手渡してきた。

> それは、家というよりも塔だった。各階、一部屋ずつという構造になっており、一部屋一部屋が積み重なって、螺旋階段で登って行けるようになっていた。それは垂直に延びている立体的な迷路のようにも見えた。そして最上階は雲の上に出ているくらい高い場所にあるらしく、窓の下あたりに雲が描いてある。[15]

この絵のなかでもっとも目を引いたのは、ほかの何よりもはっきりと描かれている室内の螺《ら》旋《せん》階段だった。塔の外部にははしごも何もないが、塔の内部にある螺旋階段は、すべての部屋を経由して、きちんと最上階の部屋まで通じていた。そして、その雲の上に位置する最上階はAさんの娘の居室であると説明され、そこには体育座りをしている女の子の姿があった。いちばん下の一階の部屋はこの建物の出入り口になっており、そこはAさんの部屋だと説明された。

しかし、自分の世界を象徴したような絵を描いたのちも、娘の生活に大きな変化はなかった。転機が訪れたのは、不登校になってから3年がたち、娘が16歳になったある日だった。テレビ番組のパチンコのプロ集団のドキュメンタリーに強く惹きつけられたことがきっかけとなって、彼女は突然、パチンコに強い関心をもつようになった。そして、娘はパチンコの必勝本を購入するために3年ぶりにAさんの自動車で外出したのである。

さらに娘は、本で学んだ必勝法をどうしても試してみたいという気持ちから、父親に付き添ってもらい、パチンコ店へと出かけていった。そして娘はあっというまに大儲けをしたのである。それから毎週、娘は父親といろいろなパチンコ店にいくようになった。しかし、3か月ほどパチンコ通いが続いた後で、「気がすんだから」とにっこり笑い、ぷっつりとパチンコを止めてしまった。

それからしばらく、Aさんの娘は何もせずにゴロゴロとする生活をしていたのだが、17歳で通信制の高校に入学した。そして卒業後、専門学校へ進学したのち、会社員として就職したという。

多層的世界としての「異界」

Aさんの娘の場合、かなりの期間にわたり外出も入浴もままならなかったということから、相当に深刻な心の危機を迎えていたことが考えられる。ある日を境に変貌した娘を前にしたAさんが、もとの状態に戻ってほしいという願いをもったことは自然なことであろう。

私たちは、このような変貌を前にしたとき、安定した日常が「失われた」ように感じてしまう。しかし、その日常の安定性はさまざまな約束事を守る努力によって維持されていたこと、そこで「よい子」に見えていた娘の姿もまたそうだったということを、Aさんは思い知らされたのである。

そもそも世界は流動的なもので、そこで生きる人々の姿も移ろいやすいものであるがゆえに、私たちは約束事を守ったり、お互いの役割を確認しあったりすることでそれを安定させようとしていると考えることもできるだろう。だとすると、自明性が失われた世界とは、もともと潜在していた別の可能性が表面にあらわれてきた世界でもある。

岩宮のいう「異界」は、「あたりまえ」という保護膜で覆われていた世界が崩壊し、すべての意味や価値が流動化した世界のことであると考えられるが、それは同時にこれまでとは別の世界の可能性に開かれた状態であるともいえるだろう。

世界は何層にも重なりあった現実からできている。しかしそのようなことは普段の生活のなかでそうそう実感されることではない。平穏な日常が覆《くつがえ》されるような問題が起こったときに初めて、好む好まざるとにかかわらず、別の位相とかかわることが必要になってくることがあるのだ。[16]

ただし、ここで注意しておきたいことは「別の世界」がすでにどこかに存在しているというわけではなく、無数の可能性が混沌としたまま折り重なった状態として「異界」が立ちあらわれるということである。丈夫な綱のように絡み合っていた世界の繊維がほつれてバラバラになったとき、それを編み直して新しい世界をつくるには相当の時間がかかる。

結局、Aさんの娘はもとの「よい子」に戻るということはなく、変容をつづけていった結果、新たな姿で日常へと回帰した。彼女が世界を編み直すためには長い時間がかかった。その過程で、彼女はどうしても「塔のような家」の絵を描かなければならなかったのである。

岩宮にならえば、Aさんの娘は「異界」をめぐってきたということになるだろう。しかし彼女はそこから帰還する際に、思わぬものを手に入れてきた。それはパチンコの才能だったり、料理に対する特有のセンスという形であらわれたのだが、おそらくはそれらは彼女と世界が思いもよらない形で結びついた結果である。

じつは、思春期の若者たちのなかには、Aさんの娘のような心の旅を経験する者が少なくはない。精神分析家のE・H・エリクソンはこの時期の若者に課された心理的課題を「アイデンティティ」の確立と述べたが、これはまさに世界の自明性を喪失する危機をくぐり抜けて、新たな世界との関係を結び直していくようなプロセスのことであった[17]。また、岩宮の臨床実践の背景にあるユング心理学ではこれを「個性化」のプロセスと呼んでいる[18]。

コスモロジーの再建

岩宮は「異界」をめぐる旅には、新たな世界を生み出していくような創造的な側面と、取り込んで命さえ奪うような恐ろしい側面とがあるという。この恐ろしい側面に取り込まれないためには自身の「見えない身体」の声を聴き、慎重にステップを踏んでいくことが必要である。岩宮が「見えない身体」と呼ぶものは、現実を生きる「見える身体」とは別の、まだ現実には姿を現していないその人の潜在的な人格のことであると思われる[19]。

Aさんの娘が、無心になって「塔のような家」の絵を描いていたり、パチンコの必勝法の体得に没頭したりしたことは、「見えない身体」が彼女にそうさせたというわけである。岩宮は、これらは「異界」の恐ろしい側面に足を取られないために、現実世界を守りで固めていくような儀式であったという。

岩宮によると、異界と現実世界が統合されていく過程においては、その統合によって生まれようとしている新たなコスモロジーを支える具体的なものが必要になる。Aさんの娘が描いた「塔のような家」の絵は新たなコスモロジーの設計図であったといえるだろう。それを描くにあたって、彼女は宗教的な敬虔さを感じさせるほどに没頭していった様子は、ある種の儀式を感じさせた。

岩宮は、新たなコスモロジーをつくりだしていくときには、強迫的な儀式がともなうことがあるという。それは教会や寺院において、僧侶たちが厳格な戒律に従って日常を過ごすことによってコスモロジーを維持していることと似ている。規則や儀式に縛られてしまう強迫性は、抑圧された怒りの表出であったり、不安のコントロールであるというように、否定的な意味にとらえられることも多いが、岩宮はそこにコスモロジーの創出の契機を見ている。

既成の宗教が日常生活にいろいろな戒律を持っているのは、その宗教によってもたらされるコスモロジーのなかに自分を位置づけていくためには日常生活の隅々まで規律によって統制することがどうしても必要だからなのだろう。それは、「向こう側」を含んだ多層的な現実のなかに、自分を位置づけていくプロセスなのである。そしてそのコスモロジーのなかに自分を位置づけることができれば、食事をしたり掃除をしたり顔を洗ったりといった日常の当たり前のことをすることが、そのまま「向こう側〔「異界」のこと：引用者〕」を含めた世界と通じる貴重な体験になっていくのだ。そう考えると、自分自身の新たなコスモロジーをどうしても作り出さなくてはならなくなっているとき（つまり「向こう側」を含めた現実のなかに自分を位置づけようとするとき)、自分で勝手に創り出した非合理な戒律にしがみついて日常生活がスムーズにいかなくなるという否定的な形であったとしても、強迫症状がコスモロジーの創出のための一つの手段となって出現することもあるように思う。[20]

ふたたび「個人症候群」を考える

ここで私たちは、中井久夫の「個人症候群」の概念に引き戻されることになる。中井は天理教の開祖、中山みきを「個人症候群」の例として、新たなコスモロジーの創建のプロセスを説明した。

みきはあるとき憑依状態になかで「われは天理王命なるぞ」と宣言し、嫁いだ先の家族のものの拝礼を要求し、無一文からやり直すことを強要したが、それは苦境に対して彼女が導き出した「解」であった。

そこからみきは、大和の辺境の地を、強引な形で「すべての人類の御祖の生地であり、その意味で世界の中心である」と再定義した。そして、さまざまな具体的な仕掛け(中井によると、農家の嫁の帰郷の日をかたどった祝祭の仕掛け)を整えていく中で、コスモロジーが堅固なものとなっていったのである。

Aさんの娘のたどったプロセスは、社会に対して大きな影響を与えることはなかったが、一時的であったとはいえ、ある種の天才的な能力を開花させた。その意味で中井のいう「個人症候群」として理解することができるであろう。

中井はこのプロセスを無事に終えることができるかどうかには、精神医学史家のエランベルジェのいう「神話産生機能 mythopoetic function」が関係していると考えている。これは謎めいた言葉であるが、さしずめ自分だけの世界を生み出せることと理解してよいだろう。神話が宇宙の起源を語るように、自分の住まう宇宙のコスモロジーを創建することができたとき、危機が乗り越えられるのである。

岩宮はコスモロジーを創建するためには、「見えない身体」の声に耳をすまし、慎重に「ステップを踏む」ことが大切であると述べたが、それは中井が心の回復過程においてリズムを整えることが重要であると指摘していることに通じるだろう。コスモロジーの創建のプロセスは言語的なものではなく、詩的であり、音楽的であるということかもしれない。

「異界」からの帰還

向谷地生良は統合失調症の人の回復のプロセスについて次のように述べている。

リアルワールドじゃない「アナザーワールド」のなかでその関係に苦しんでいるんです。食事がまずいとかおいしいとか、誰々さんのことが好きだとか嫌いだとか、そういうリアルな現実との話がほとんど出てこないんですよ。／だから、そういう話が出てくると、「あっ、回復が始まったな」と思う。むしろ、そういうことをいかに起こしていくか、っていうことです。[21]

統合失調症からの回復過程においては、「異界」についての話から、現実の人間関係への話にシフトしていくことが見られるということである。

精神科医であり思想家でもある松本卓也は、この向谷地の言葉を引いて、「垂直方向」の関係から逃れ、「水平方向」の関係に開かれていくことによって回復がはじまっていくと指摘している。[22]「垂直方向」というのは「神と私」というような価値を体現するような超越的な存在との関係性のことであり、「水平方向」というのは家族や隣人といった「同じ人間」としての関係性のことである。

これに照らすと、中井の「個人症候群」という概念や、本章で見た岩宮の心理療法のプロセスでは、宇宙との関係を再編していくという「垂直方向」が重視されているということができるであろう。しかし、他方で松本自身も指摘しているように、中井は日本の精神科医にあって珍しく、統合失調症からの回復過程における「水平方向」の関係性を重視した人でもある。中井は、中山みきをはじめに拝んだのが夫であったように、他の「個人症候群」の例においても、家族や隣人の支えが大きな役割を果たすことを指摘している。これは岩宮の例にもいえることである。

この「個人症候群」という考え方は、「当事者研究」を理解するうえで大きなヒントを与えてくれる。「当事者研究」は、いわば「異界」を生きている人たちがお互いに助け合いながら新たなコスモロジーを創建していくような営みである。そこでは「水平方向」の支え合いのなかで、「垂直方向」に世界の意味が開かれていく。

筆者が参加していて興味深く思うのは、「神と私」という本来は垂直方向に展開するはずの関係性が、「お客さんと私」という水平方向に展開していくことである。「当事者研究」の時空においては、〈垂直 - 水平〉という二元的な配置は融解し、すべてが同一平面に配置された独特の時空が展開していく。Bさんも、幻聴さんも、向谷地さんもすべてが同じ平面に存在しているのである。

そして、そこからふたたび〈垂直 - 水平〉という二元的なベクトルが立ち上がっていくときに、私たちも「もう一度」と立ち上がるのではないだろうか。

コラム1

向谷地生良とべてるの家

「浦河べてるの家（べてるの家）」は、競走馬の産地として有名な北海道の浦河町にある社会福祉法人である。毎年おこなわれている「べてるまつり」と呼ばれる催しでは、「幻覚&妄想大会」などユニークな企画がおこなわれている。

全国的に有名な社会福祉法人であれば、立派な建物なのだろうと思われるかもしれないが、べてるの家の建物そのものはそれほど印象深いものではない。むしろそこを拠点として浦河の町、さらには北海道や日本全国にひろがる活動の網の目がべてるの家の実体であるといったほうがよいかもしれない。

べてるの家が設立されることになった大きなきっかけは、1978年に浦河赤十字病院に、大学を卒業したばかりの向谷地生良が精神科専属のソーシャルワーカーとして赴任したことにある。向谷地を採用したのは、地域精神医療の必要性を説いていた精神科医の中尾衛であった。中尾は１９７３年に浦河赤十字病院に赴任し、断酒会や精神障害者家族会、回復者クラブを設立していたが、その流れのなかでソーシャルワーカーが必要となったのである。[01・02]

それ以前に、向谷地は学生時代から不遇な境遇に置かれた人々を支援する活動にどっぷりと浸かっていた。本格的な消費社会へと突入していた１９７０年代後半において、このような向谷地の活動は他者とは一線を画したものであったといってよいだろう。このような活動のなかで向谷地は、学生時代に脳性まひの当事者である小山内美智子をはじめとした「札幌いちご会」による、重度身体障害者の自立実験に立ち会った経験から大きな衝撃を受けたという。

浦河に着任してからの向谷地の患者への向かい方は異色であった。当初から、患者たちがいつでも連絡できるように住所や電話番号を書いた名刺を配って歩いたり、翌年には、牧師が不在だった浦河旧会堂で退院したばかりの佐々木實《みのる》たちとのと共同生活をはじめた。これはR・D・レインによるキングズレイ・ホールでの実践を彷彿《ほうふつ》とさせるもので、向谷地が結婚するまでつづけられた。しかし公私の境もなく患者たちと行動をともにする向谷地の仕事ぶりは、精神科医療の秩序を乱すものとして批判の対象となり、１９８５年には一時的に精神科病棟への立ち入りを禁止されたこともあった。

1980年、浦河教会に牧師の宮島利光とその配偶者、美智子が赴任したことが追い風となり、これをきっかけに、就労で大きな挫折体験を抱えていた患者たちが安心して働ける場所をつくろうという計画がもちあがった。向谷地が目指したのは、主体性を剥奪するような精神医療から、主体性を取り戻すことであった。そして1983年に浦河教会の宮島牧師夫妻と赤十字病院の患者であった早坂潔は日高昆布の袋詰めの内職をはじめた。これがべてるの家の活動のはじまりといえる。

向谷地とともに、べてるの家を支えてきた人物に精神科医の川村敏明がいる。川村は1981年から研修医として2年のキャリアを浦河赤十字病院で経験したのち、札幌でアルコール依存症の回復医療の経験を経て、ふたたび向谷地とのパートナーシップを求めて浦河赤十字病院に赴任した。川村はべてるの家の活動を精神科医として支えるだけでなく、AAの考え方などをべてるの家に持ち込むなど、のちの当事者研究の誕生にも大きな影響を与えた。

このような経緯で1984年に、教会での活動に「べてるの家」という名前がつけられた。名前はドイツのビューレフェルト市にあるベーテルという町からとられた。ベーテルはヘブライ語で「神の家」という意味とされる。いまから約１５０年前、ベーテルの町にある小さな教会がさまざまな障害をもつ人たちを受け入れ、働く場所や暮らす場所、病院などが徐々に設立されて町は発展していったのだという。また、ナチスの優生思想のもとにベーテルの障害者たちも民族浄化のために抹殺される危機に見舞われたとき、町の人々が抵抗して彼らを守ったという逸話がある。

それ以来、べてるの家は精神障害をもつ人々自身による運営で、日高昆布の産地直送、紙おむつの宅配などの事業をおこない、全国的な注目を浴びるようになっていく。そして２００１年ころからはじまった「当事者研究」の実践は、精神医療や臨床心理学の枠を超えて、幅広い分野にインパクトを与えることになった。

Ⅱ 自然治癒過程

第4章

レインと「反精神医学」の試み

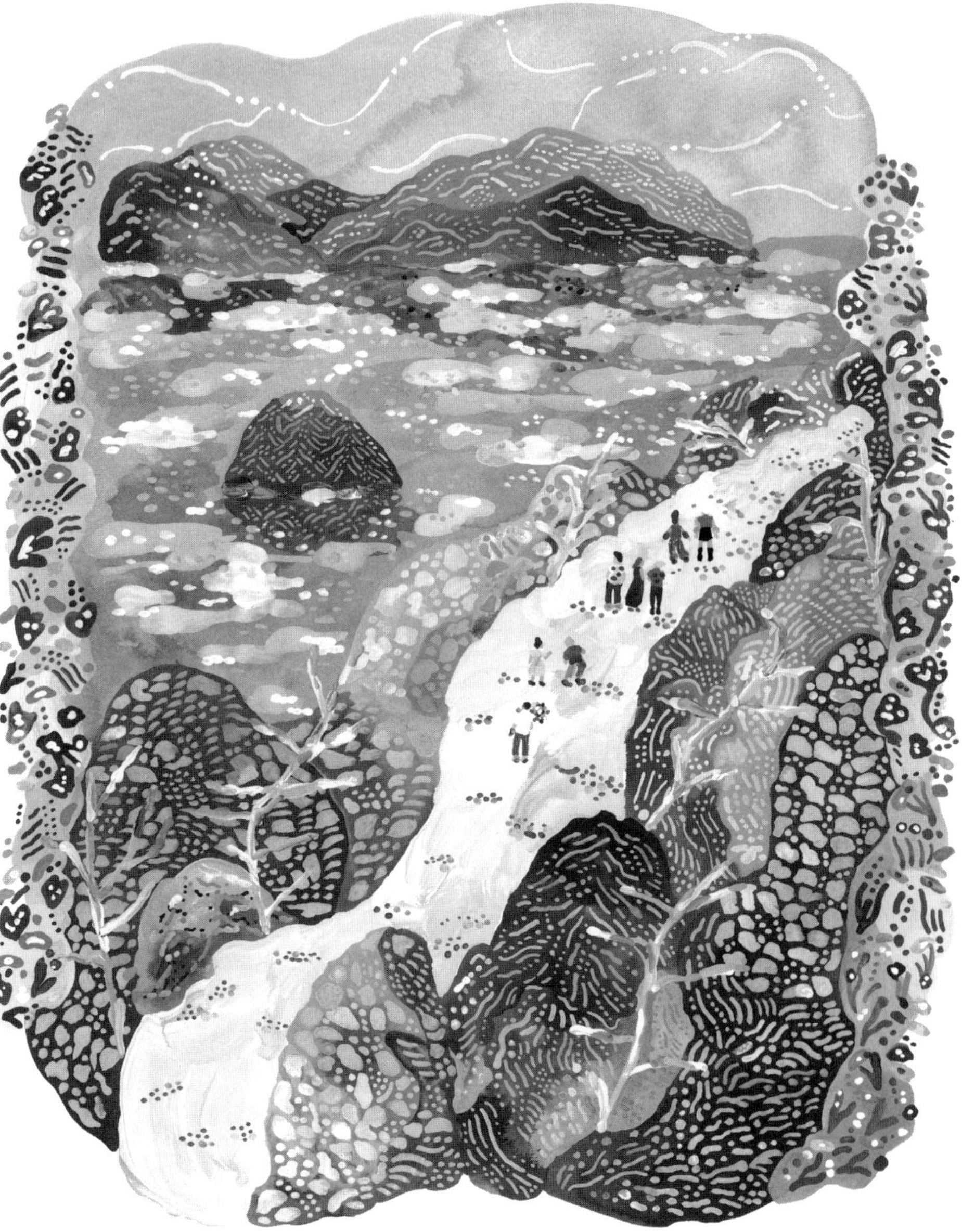

統合失調症を「心の旅」として考え寄り添おうとした人のなかで、R・D・レインという精神科医の名に特別な響きを感じる人も少なくないだろう。

筆者の書棚にはレインの『引き裂かれた自己』[01]が5冊ある。大学生のころに書き込みをしながら読んだもの、綺麗に保存しておくために買ったもの、自宅用に買ったもの、古本屋に安く売られていたのが忍びなく感じて身元を引き取るような気持ちで買ったもの、そこに最近出された文庫版が加わった。レインの本で邦訳されたものはほとんど持っている。

レインは「反精神医学」においてカリスマ的なイギリスの精神科医である。しかし、その記述のスタイルには一貫性がなく、筆者は本を開くたびに困惑させられていた。それにもかかわらず、レインという存在はある種のオーラに包まれていて、筆者を魅了しつづけてきた。

レインは南フランスの保養地のテニスコートで亡くなった。同じ時代を生きた精神科医である中井久夫は『朝日ジャーナル』に追悼文を寄せている。あるとき、筆者はその文章を書いた経緯について中井に尋ねたことがある。すると中井は「他に（追悼文を）引き受けてくれる精神科医がいなかったからだよ」と寂しげな顔で答えたことを覚えている。

その追悼文は、レインの自伝の邦訳が文庫化された際に「解説」とともに再録されており、その「解説」は次のように結ばれている。

> 結局、レインの毒は薄められた形で今日の精神医学にずいぶん取りこまれている。／もし、人を、その最低点で評価すれば、レインを切り捨てることはやさしい。しかし、そのもっとも有

意義な点を以って評価するならば、レインの出発した精神医療の現実は、ほぼ、われわれの出発した現実であり、私もそこから出発した。私のことはともかくとして、誰もまだレインを嘲笑できるほどには、この現実は解消していないと私は思う。また、レインの著作には、患者がレインをとおして語っているようなところがある。それは、精神医学が、多くの患者の現状を棚上げして自己満足に陥らないための有用な毒であると私は思う。02

精神医療の「黒歴史」

いまから半世紀ほど前、1960年台の精神医療の世界では、心の「治療」をめぐって一大論争が繰り広げられていた。それは「反精神医学」と呼ばれたムーブメントで、世界的に大きな盛り上がりを見せ、日本においては精神医療界をひっくり返すくらいの大事件になっていった［★］。

［★］1969年5月に開催された第66回日本精神神経学会総会「金沢大会」においては、研究発表はすべて取りやめとなり、日程すべてが認定医制度の導入への批判と、医局制度の解体にむけての討議に費やされるという、前代未聞の事態が起こった。続いて9月には東京大学で、精神医学教室と対立した精神科医師連合（精医連）によって「赤レンガ病棟」（医学部精神神経科病棟）の「自主管理」がはじめられた。同じく、京都大学医学部の精神科においても「京大精神科評議会」が発足し、大学院や学位は否定された。これらの影響は1994年まで続いた。

読者の多くには違和感をもたれるかもしれないが、このムーブメントにおいて、精神疾患（特に統合失調症）は社会的排除によってつくりだされたものであるとされていた。人々が心を病むのは、彼らが人間のあるべき「生」の姿を実現しようとしているがゆえに、それを不都合とする社会から抑圧されるためであるというのである。

諸外国においてこのムーブメントは、一過性の麻疹《はしか》のように、1960年代後半の学生の「異議申し立て」運動の挫折とともに急速に退潮していった。しかし、日本においては例外的に90年台前半に至るまで影響力をもちつづけていた。それらの勢力が一掃されるのは1994年のことである。

いまや反精神医学は、60年代風のヒッピームーブメントの一部として、あるいは科学的精神医学に反するカルト的な思想として一蹴されている。それどころか、いまこれらの業界で活躍している世代の多くは、そのようなムーブメントがあったことすら知らない。また、60代以上の精神医療業界人においては、これらのムーブメントにコミットしていたことを隠そうとつとめている人たちも少なくない。精神医療の正統な歴史においては、深掘りしてはいけない「黒歴史」となっているのである。

しかし奇妙なことに、哲学や社会学において事情は大きく異なっている。それらの学問においては、かつて反精神医学のものであった、精神疾患が社会的排除によってつくりだされるという主張が、忘れ去られるどころではなく、いわば常識として浸透しているのだ。精神医学や臨床心理学といった心を専門にする学問と哲学や社会学とでは、精神疾患に対する考え方が大きく乖離しているのである。

いずれにしても、1960年代に流行した反精神医学が、それまでの精神医学のあり方に大きな影響を与えたことは否定できない。ここからは特にレインの思想に焦点を当てながら、反精神医学がどのような運動だったのかを確認していくことにしよう。

「反精神医学」の登場

「反精神医学」というのは1960年代に西側諸国を中心に展開された、当時の精神科医療に対する大規模な批判運動のことである。

もともとは精神病院への非人道的な隔離に反対し、精神疾患をもつ人の地域移行を目指すものであったが、その過程で左翼運動と結びついて社会的な抑圧装置の代表として精神医学の体系そのものを批判するようになっていった。精神科医の笠原嘉は、反精神医学とは「一言でいえば、伝統的正統的主流的精神医学の狂気観に対する根本的な異議申し立て」であるとまとめている。[03]

その主張は、以下のようなレインの言葉に代表される。

「分裂病」という「状態」など存在しはしないのです。分裂病というレッテルが貼られることは

> 一つの社会的事実であり、この社会的事実とは一つの政治的出来事なのです。〔…〕レッテルを貼られた人間は、家族、家庭医、精神衛生関係官、精神科医、看護婦、ソーシャルワーカー、そしてしばしば仲間の患者たちまで加わっての一致した連携（「共謀」）行為によって、患者という役割のみならず、患者としての人生の道程を歩みはじめさせられるのです。[04]

この過激な主張は反精神医学の基調をなすものであるが、その含意は論者によって多少異なっている。そもそも統合失調症の原因となるような神経学的な病理など存在しておらず、社会的な排除の結果として精神的な病理がつくられていくのだという主張もあれば、神経学的な病理があったとしてもそれを「障害」とみなして主権を奪い取り、排除していくような精神医学の構造が問題なのだとする主張もある。

電気ショックとロボトミー手術

そもそも反精神医学が、このような過激な思想を打ち出さなければならなくなった背景には、抗精神病理薬が流通する以前の1950年ごろの非人道的な精神医療のあり方を知っておく必要がある。

精神医学は、その成立が遅く、特に統合失調症についての治療技法は未発達で、20世紀に入るまで目覚ましい進展はなかった。しかし、このような状況は1930年代から1960年代にかけて大きく変貌していく。「電気ショック（電撃）療法」は1938年ごろに開発され、それ以前の手も足も出ない状況に比べると画期的な効果を収めた。

1940年前後になって、「電気ショック療法」に次いで、脳（前頭葉）に直接的に介入するという「ロボトミー手術」[★]が日本でも導入されるようになった。この手術は、1935年にポルトガルのエガス・モニスが開発し、1936年にアメリカのウォルター・フリーマンが簡易化した方法が全世界に広がっていったもので、この功績によってモニスは1949年にノーベル賞（生理学・医学）を授与されている。

筆者がこの手術について知ったのは、幼少期にテレビで見たハリウッド映画『猿の惑星』[05]においてであった。類人猿たちに囚われ、無気力になった主人公の仲間の頭に、はっきりとした手術の跡が残されていたシーンがはっきりと脳裏に刻まれている。

抗精神病理薬クロルプロマジンの効能が発見されるのが1951年であり、しばらくしてそれが医療現場に行き渡っていくまでのあいだ、統合失調症の治療のためにこれらの手段が濫用されていた。しかし、その使用にあたっては本人の意思を確認されることはほとんどなく、人

[★] このロボトミー手術は、悪しき精神医療の象徴のように描かれてきた。しかし、事の是非はともかくとして、当時の精神医学をめぐる状況においては、医療者の側にも患者の側にも、統合失調症の治療の道筋をつけたいという藁《わら》にもすがりたいような思いがあったことは忘れてはならない。

権を無視して一方的に施術されていたといってよい。

アメリカにおいて、このような医療による暴力は社会問題となっていった。１９６２年に発表されたケン・キージーの小説『カッコーの巣の上で』[06]は精神医療を批判する作品としてベストセラーとなり、１９７５年には同名で映画化されて第48回アカデミー賞において主要5部門を独占するという快挙を成し遂げた。この作品には、精神病を装うことで刑務所から逃れ精神病院へ入院してきた男が、病院の規律を乱したことで幾度も電気ショック療法という「治療」を受け、最終的にロボトミー手術を施されて人格を崩壊させられていく姿が描かれている。

R・D・レインの登場

レインが登場したのはまさにこのような状況においてである。

本章のはじめに、レインは反精神医学のカリスマであると述べた。しかし、彼はもともと精神分析を基本にした精神療法を学んでおり、はじめから「反精神医学」の道を進んだわけではない。思索の過程で、徐々に反精神医学へと傾斜していき、最終的にそこからも逸脱していく。本書の趣旨にとって、レインがその思想を変貌させていくプロセスはとても重要であるので、以下、レインの足跡を見ていくことにする。

レインは１９２７年にスコットランドのグラスゴーで生まれた。グラスゴー大学の医学部を卒業し、軍医としての勤務を終えたのち、1953年、レインは故郷であるグラスゴーのガートネイヴァル王立精神病院で勤務しはじめた。そのころの様子を次のように語っている。

患者たちは毎朝、列を作って病院の寝巻きを脱がせられ、病院の日中用ガウンを着せられる順番を待った。たいがいの者が電気ショックやインシュリン療法を受けていたが、効き目はなかった。何人かはロボトミー手術も受けていた。これは終着点だった。[07]

これはまさに先ほど述べた映画を彷彿とさせる光景である。レインの担当は難治女性病棟だったが、超満員で、看護師たちは仕事に追い立てられて疲労困憊していた。患者たちは何もすることがなく、床にうずくまっていたり、独り言さえもいわずただ座っていたりした。

このような環境を「治療的でない」と考えたレインは、院長と看護師長に許可を得て、ある実験をはじめた。それは日中、患者たちに専属の看護師とともに娯楽室で過ごしてもらうというものであった。そこでの過ごし方は、患者たちも看護師たちも自主性にまかせられた。するとすぐに変化が起こった。

最初の日には十二人の「完全に自分の中に引っこんでしまっている」患者たちを病棟からその部屋まで手とり足とり連れ出さなければならなかった。二日目の朝八時半、私は生涯で最も感動的な経験の一つをその病棟でもった。患者たちはすべて錠のおりたドアのまわりに群がっており、二人の看護婦や私と一緒に外に出てその部屋に行こうと待っていたのである。そして彼女たちはその途中で、とんだりはねたりぐるぐる廻ったり等々のことをするのであった。「完全に自分の中に引っこんでしまっている」人のことはこれで終りにしたい。[08]

かくして、1年半後には全員が退院となった。しかし、その1年後には全員が再入院していたという。病院のなかでのコンパニオンシップ以上のものを外ではつくれなかったのである。

引き裂かれた自己

その後、レインはグラスゴー大学の心理医療科のあるサザン総合病院に移り、ロンドンのタヴィストック・クリニックに勤務することになる。そして、このころ（1960年）にレインは、処女作『引き裂かれた自己』を発表したことにより華々しい思想界へのデビューを飾った。

その内容は、「存在論的な不安定」を抱える統合失調症質（スキゾイド）の人が「統合失調症（スキゾフレニー）」に至るプロセスについて語ったものである。しかし、この書物を大きく特徴づけるのは、それを「了解可能なもの」、つまり私たちの誰がなってもおかしくないプロセスとして現象学的視点から描写したところにあった。それゆえにこの書物は多くの人々の共感を呼んだ。

この衝撃的なタイトル「引き裂かれた自己」には、ふたつ意味が込められている。ひとつは、先述のように脆《もろ》い心を持った人々が、世界に呑み込まれたり、逆に世界が内面に侵入してきたりすることへの恐怖のため、世界との関わりが引き裂かれてしまっているということである。もうひとつは、「真の自己」の崩壊を防ぐために、表面的に世界との関わりを維持していく「にせ自己」を発展させるために、自己がふたつに引き裂かれるというものである。この分裂が進むと、体系化された「にせ自己」によって「真の自己」は制圧されて、やがて現実の身体的存在からは「気化」していく。そして追いつめられた「真の自己」は最終的に自爆を余儀なくされてしまう。レインによると、統合失調症への移行はこのように起こるのだという。

なんとも痛ましい物語であるが、いまでは、統合失調症の病理についてレインの理論を支持する人はほとんどいないだろう。しかし、日本においては、(筆者も含めて)この書物に感銘を受けて精神医療の道を志した者も少なくないといわれている。

「真の自己」のゆくえ

その後、レインは統合失調症者がこのように引き裂かれていく原因を求めて家族のコミュニケーション・スタイルの研究に取り組んでいく。それらの成果は、タヴィストック・クリニックにおいておこなった家族コミュニケーションについての研究を基にした『自己と他者』[09]、『狂気と家族』[10]、『家族の政治学』[11]などの著作において発表されていった。

これらの著作においては、家族間のコミュニケーションのズレが問題にされ、そこに発症の契機が見出されていく。このような「発見」には明らかにグレゴリー・ベイトソンの「ダブルバインド理論」の影響が認められ、そこで発生する人間性の疎外に対する批判的な眼差しには、サルトルの実存主義哲学への傾倒が見てとれる。

しかし、レインの思索は、後述するキングズレイ・ホールでの実践とつながる思想が書かれている『経験の政治学』[12]のころから変貌を見せはじめる。『引き裂かれた自己』や家族のコミュニケーション研究においては、統合失調症という経験の分析に焦点があったが、そこから治癒のプロセスに重心が移っていくのである。それと共に、処女作においては悲観的なヴィジョンしか語られなかった「真の自己」のゆくえについて、新たな視点からふたたび焦点が当てられるようになる。

『経験の政治学』のなかでレインは、「われわれがたいていの場合理解しないのは内的世界の実在性なのです」と述べたうえで、統合失調症という経験は「内的世界」における「旅」であると主張する。そして、レインはこの内的世界の旅を「自然治癒過程」ととらえるのである。

　この旅は次のようなものとして経験されます。つまり「内」へ向っての絶えざる進行、人間の個人の生活を貫ぬいての遡行、そしてすべての人類の、原初的人間のアダムの経験への、そしてまたおそらく動物植物鉱物であることへの遡行貫通超越として経験されます。／この旅には、しかし、行くべき道を見失う可能性も多くあります。混乱したり、部分的な失敗をしたり、そして結局最後に難破したりする可能性があります。多くの恐ろしい怪物や霊魂や悪魔に出会わねばなりません。そしてそれらにうちかつこともあるし、うちかてないこともあるのです。[13]

レインによれば、統合失調症あるいは「狂気」は、個人が社会的に共有された客観的な「外的世界」から何らかの理由で一時的に離脱し、「内的世界」の旅路に入った後、ふたたび「外的世界」へと帰ってくるという「プロセス」である。また、それは非西欧的社会における「成人儀式（通過儀礼）」や近代以前の宗教的社会における人々の経験にみられたもので、「死や生を与えることや生を与えられることと同様に、自然なこと」だからである。[14]

しかし、精神医学がその人を「患者」として扱い、その「内面世界の旅」を薬や監禁（入院）によって無理やりに止めてしまうと、その人はもはや「内的世界」に閉じ込められたまま「外的世界」へ戻ることができなくなり、その後の人生をずっと「患者」として過ごすことになる。

このように自然のプロセスが中断されることで人為的に「患者」という状態や「症状」がつくりだされるのだとしたら、精神医学のこれまでの治療についての考え方は根底から見直されなければならないことになる。こうした考え方にもとづいて、レインは次のような治療の観点を提起する。

われわれの時代ほど、この自然治癒過程を貶価し、それに拮抗する禁止や妨害を加えた時代はかつてなかったのです。人間の挫折に対する一種の修繕工場である精神病院のかわりに、われわれが要求したいのは、旅をした人が、したがって精神科医やその他の健康な人間よりもはるかに自分を失っているかもしれない人が、そこにおいてさらにいっそう内的時空へと入っていく道を見出し、そしてもう一度そこから帰ってくる道を見出しうるような場所なのです。[15]

レインの主張は、統合失調症は本来「自然」なプロセスであり、それを「社会」が抑圧することが「患者」と「症状」をつくりだし、その状態を固定化するのであるから、逆に患者を社会から解放して「自然」へと戻すなら「症状」はおのずと治癒に向かうはずだ、というものである。

しかし、具体的にそれはどのようにすればよいのか、本質的に社会的存在である人間にとって現実にそれは可能なのか……。レインの実験的な治療共同体（キングズレイ・ホール）の取り組みはこの問いに答えようとする試みだったように思われる。

キングズレイ・ホール

先述したように、レインは「人間の挫折に対する一種の修繕工場である精神病院」のかわりに、「そこにおいてさらにいっそう内的時空へと入っていく道を見いだし、そしてもう一度そこから帰ってくる道を見出しうるような場所」が必要であると考えていた。そして、自身の思想を体現するための場を求め、キングズレイ・ホールと出会った。レインが、そこではじめた統合失調症者やさまざまな人々との共同生活は、精神医療業界に大きなインパクトを与えた。

キングズレイ・ホールはロンドンの東側にあるコミュニティ・センターで、かつてはガンジーも滞在したことがある施設だという。レインたちは、設立者の賛同を得て、1965年の4月から治療的共同体を立ち上げた。

キングズレイ・ホールの運営には、レインや同志のアーロン・エスターソンなどといった精神科医たちが関わっていたが、医療施設ではなかった。そこでは医師と患者といったヒエラルキーは極力排除されたため、そこで「治療」がおこなわれることはなかったが、そこに滞在しながら他所で精神療法を受けたり、薬を処方してもらったりすることは、まったく住人の自由とされていた。だからレインやエスターソンたちが、キングズレイ・ホールの住人を自分のクリニックで治療することもあったようである。

キングズレイ・ホールは当時は相当有名であったようで、当時「007」シリーズで人気絶頂であったショーン・コネリーも手土産を持参して訪問している。[16]また、芸術家や詩人なども滞在しており、一種のカウンター・カルチャーの巣窟でもあったようである。ヨガや各種の講義などもおこなわれていたという。

レインはヒエラルキーを排除した関係をつくろうと夢想していたが、実際のところ、やはりレインは特別な存在であり、住人たちは彼の話に聞き入り、彼と話すことを切望していた。夜になるとレインが取り仕切るディナーがはじまり、レインが哲学や宗教などについて語ったという。その後は、踊ったり語り合ったりする時間を過ごしていた。

ここで生活した人のなかで（レインを別にすると）最もカリスマ的な人物は、メアリー・バーンズである。彼女はレインのいう内的時空への旅を成し遂げたとみなされていたからである。彼女は、もともと看護師として働いていたが、以前よりたびたび精神的不調に陥ることがあり、キングズレイ・ホールに来た。そこでの生活の様子は、医師で伴走者であるジョゼフ・バークとの共著にくわしく書かれている。[17]

バーンズは当初から、罪深い自分は一度死んで、生まれ直さなければならないと確信していた。生まれ直すためには胎児の状態を再体験することが必要であったため、キングズレイ・ホールでの生活をはじめるとともに急激な退行をしていく。彼女はまったく食べようとはしないで経管栄養と管による排便を望むようになり、一時は生命の危機にすら瀕していた。その後、バーンズは大便を身体に塗りたくったりするほどまでの退行状態に陥ったが、その後、芸術的活動をしながら徐々に普通の生活を送れるようになっていった。それは感動的なプロセスであった。

メアリー・バーンズは「狂気をくぐり抜けた」が、そこには医師のバークの献身的な寄り添いがあった。結果的にこれは一種の精神療法であったといってよいであろう。しかし、この試みが成功したのか、それとも失敗に終わったのかを判断するにはあまりにも資料が少ない。また、精神科医の大宮司信は「メアリー・バーンズという名の事例は、統合失調症というよりは周期性を伴う非定型精神病である可能性があり、その回復は周期性の寛解の可能性も筆者は考える」[18]と述べている。

不思議なことに、レインはキングズレイ・ホールでの体験について、『家族の政治学』に収録されている簡単な報告をあげているのみで、他の著作ではほとんど触れていない。しかし、この5年間にレインが失ったものがあまりにも多かったことは事実である。同志だったエスターソンがレインのもとから去り、バーンズの伴走者だったバーグも去っていった。1966年には妻と5人の子どもたちとも別れている。

そして、キングズレイ・ホールの実践を終えてすぐに、レインは東洋へと旅立った。

時代の思想として

1970年代に入って、反精神医学の勢いは急速に鈍っていった。しかし、それは単純な敗北を意味しているのではなく、レインの主張は精神医学を超えてさまざまな領域に影響を与えた。

反精神医学は既存の精神医学が内包する権力構造そのものが「患者」をつくりだしている側面を批判し、そのような精神医学のあり方から脱却することを主張した。つまり既存の精神医学は、精神に不調をきたして社会適応が難しくなった人を「患者」とみなし、薬物の大量投与と監禁により収益を上げるばかりか、その「患者」の治癒と社会復帰を不可能にする装置になっている、というわけである。

反精神医学は、そのような主張をつうじて既存の精神医学界に反省を促すとともに、同時期の学術的潮流と結びついて、権力による抑圧からの解放を求める当時の労働運動や学生運動、さらにその後のさまざまな学術分野にも影響を与えることになった。

たとえばアメリカのシカゴ学派の代表的社会学者アーヴィング・ゴフマンは、著者『アサイラム』[19]において、精神病院の調査をつうじて医師の診断により「患者」とラベルを貼られた人は、医師とのあいだの権力関係を内面化し、実際に「患者」としてふさわしい振る舞いと人格になっていくことを明らかにした。こうしてゴフマンは「ラベリング理論」の代表論者となるとともに、反精神医学や公民権運動、女性解放運動と結びついて、現在の社会学の主流の考え方である「社会構築主義」――現実に存在するとみなされる事物は認識の社会的枠組みによってつくりだされているという考え方――の源流となった。

またフランスの歴史学者ミシェル・フーコーの『狂気の歴史』[20]は、「狂気」が社会的権力によって規定される側面に着目し、その後の社会科学に多大な影響を与えることになった。両者――および同時代の多くの批判的知識人――に共通しているのは、精神医学における「正常／異常」「正気／狂気」の区別が純粋に医学的な区別であるよりはむしろ社会的・道徳的な区別であること、その区別は精神医学および精神医学が依拠する社会秩序や政治権力の維持を前提としたものであることを明らかにしたことである。

彼らの研究は、医師と患者の権力関係の問題として反精神医学の潮流に大きな影響を与えただけでなく、社会科学において国家と市民のあいだの権力関係の理論へと応用され、多くの研究や著作が生まれることになった。その意味で反精神医学が果たした歴史的役割は大きい。しかし反精神医学が取り組んだのは、社会的権力の問題に尽きるものではない。筆者の観点からみて重要なのは、それとペアになるもうひとつの問題、すなわち社会的権力が「患者」をつくりだし、その「狂気」を治癒不能なものとして固定化するとしたら、逆にその治癒を可能にするものは何なのか、という問題である。

「反精神医学」の終焉

レインたちは１９７０年5月までキングズレイ・ホールを借り受けるという契約を結んでいた。しかし契約期間中に契約者が死亡したためにそれ以上の更新ができなくなってしまい、３月の時点でキングズレイ・ホールでの治療共同体の実践は終了した。その後、レインは東洋の旅のなかで、ヨガや禅に触れ、しだいに神秘思想への関心を深めていった。

レインはそれまでも「死と再生」という考え方を好んでいた。レインにとって、統合失調症は死と再生をめぐるイニシエーションのプロセスだったのである。メアリー・バーンズは、まさにレインの思想を具体的に証明するような格好の例であったといえるだろう。

東洋への旅を経て、レインは誕生以前の段階に「生」の真実があると確信した。１９７６年に出版された『生の事実』[21]は、自伝的な文章、観察日記、会話などが入り混じった奇書であるといってよい。しかし、それは一貫したイメージに貫かれており、それは出産される時に傷ついた「生」が、再び主体的に生まれ直すことによってより十全なものになっていくというものである。そのようなプロセスをレインは夢想したようである。

レインは「瞑想家的隠遁者」になったようにも見えるが、その基本的な思想の枠組みは大きくは変わっていない。レインは、統合失調症を旅のプロセスとしてとらえたが、それは一貫して「過去」そして「内面世界」への旅としてイメージされていた。

内面の深奥へ、生まれる以前へと退行していくことによって、理性では理解しえない「生の事実」に触れ、魂が浄化されていくようなビジョンは、それこそがレインにとっての落とし穴であったのだろう。

第5章

中井久夫と流動の臨床哲学

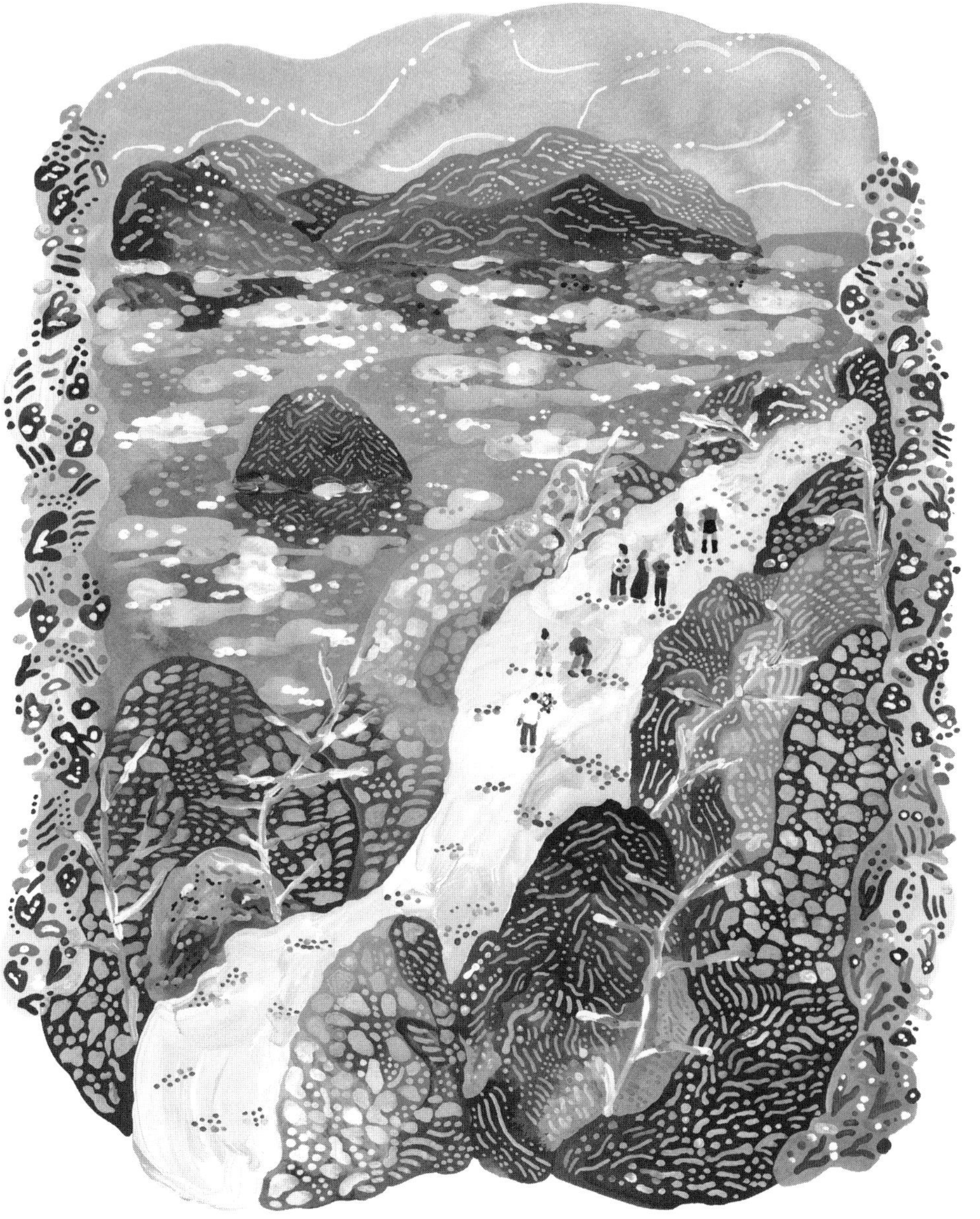

音楽的実在としての「心」

すでに放送を終えてしまったが、「ムジカ・ピッコリーノ」[01]というＮＨＫ－Ｅテレの番組があった。10年近くにわたって放映されていた番組である。

物語の大筋は、音楽をなくした「ムジカムンド」という架空の世界のなかで、過去の音楽の記憶を宿した怪獣「モンストロ」を救出し、世界に音楽を取り戻していくというものである。主人公は、モンストロの音楽の記憶を取り戻すことができる「ムジカドクター」と、それに憧れをもった少女たちである。

モンストロたちは楽器が生物化したような風貌をしており、それでいてどこかノスタルジックな印象もある。それぞれのモンストロはかつてヒットした実在の名曲の記憶を宿しているのだが、その記憶の肝心な部分が失われており、壊れたレコードのように断片的なフレーズを悲しげに繰り返すばかりになっている。ムジカドクターたちは、モンストロの奏でるフレーズを手がかりに一緒にセッションすることによって、徐々にその曲の記憶を甦らせていく。そして完全に曲を再生することができるようになると、モンストロは空のかなたへと飛び去っていく。

筆者はこの番組を見たときに、ある種の臨床哲学、とりわけ中井久夫のそれに通じるものを感じずにはいられなかった。

中井は「心」という現象を、さまざまなプロセスが絡み合った流れとしてイメージしている。そして、その流れはしばしば音楽の比喩を用いて語られ、『精神科治療の覚書』[02]のなかでは、「リズム」「テンポ」「タイミング」「調律」といった言葉が多用されている。

もちろん、ここでいうリズムやテンポというのはあくまでも比喩であるが、中井の考える生命的なプロセスとしての「心」をイメージするためにはぴったりの表現である。音楽は、物理的なもののように存在しているわけではないが、それは幻想などとは違い、たしかに実在していることである。

しかし、その存在の仕方は特殊で、人によって何を「音楽」として感じるかは異なっている。さまざまなリズムやメロディが複合して進行しているときに、それが「音楽」として成り立っているかどうかの判断は難しい。クラシック音楽のように大多数の人がそれを音楽的であると認めるものもあれば、前衛的なジャズやヒップホップのように、聴く人によっては雑音にしか聴こえないものまである。

同じように「心」についても、どこまでが正常でどこからが病気であるのかを定義することはきわめて困難である。この音楽の比喩を用いれば、精神医学的症状は、音楽としてのまとまりが壊れ、セッションとして成立しがたくなった状況であると考えることができるであろう。あるいは、成立しがたくなったセッションを進行させるためにできあがった不自然な方法が「症状」となることもある。冒頭でふれた番組のモンストロのように。

中井久夫の生命観

中井が音楽の比喩を用いるのは、生命をさまざまな流動的なプロセスの複合体としてとらえているからである。

「こころ」というのはその人を取り巻く（治療者も含む）無数の人や物と交流のなかで息づいているものだと思うんです。先にも言ったけれど、「ここ」にいる人のうちに何らかの「実在」というのかな。〔…〕そのようなかたちでしか「こころ」は生命あるものとしては存在できないんじゃないかと思うんです。[03]

このような中井の生命観は、私たちがとらわれている常識を覆すものである。私たちの先入観は、精神疾患を「ひとつの状態」と思い込みがちである。統合失調症であっても、自閉スペクトラム症であっても、重さの違いこそあれその本体は「ひとつの状態」であると思ってしまうのである。

しかし中井は別の見方を提示する。精神疾患と呼ばれている状態は、心身の内外のさまざまなリズムの不調和によって生じるものであると考えることができる。著名な業績である統合失調症の「寛解過程論」でも、中井の問いは統合失調症の原因を探る方向へは向かわず、どのようにリズムが絡み合っているのかに焦点が当てられている。

したがって、統合失調症もドーパミンの代謝などの単一の原因に帰されるべきものではない。そもそも「すべての疾患の中で「単一の原因」によるものは、あってもごくすくない」[04]という。中井は当時の精神医学において、統合失調症があるときに突然発症しやがて症状が固定していくという不治の病であるかのように見られていたのに対し、それは変化のプロセスであり、症状が固定するように見えるのは変化のプロセスが妨げられてしまうからであると考えた。

中井は言及していないが、私見では、自閉スペクトラム症についても同じことがいえるように思う。それは単一の原因に帰されるべきものではなく、さまざまな条件が複合的に作用して起こる、生体と環境の特殊な関係のあり方であると考えることができる。

中井は単純に見える症状であっても、それは必ず複雑なリズムの絡み合いの結果がそのように見えているにすぎないと考えていた。また症状が消えたように見えたときにも、そこに拮抗する力がぶつかり合って強い緊張が生じている場合があることも指摘している。であれば、「正常」とか「健康」とみなされるような状態も、じつはさまざまなリズムの絡み合いによって実現されていることになる。

過程と状態

中井は精神病理を説明するときに「過程」と「状態」という概念を使い分けている。「状態」というのは、ただ留まっていることではなく、さまざまな運動の結果として平衡状態に陥っていることである。これに対して「過程（プロセス）」というのはある状態から別の状態へと移行していくことである。したがって、状態には終わりはないが、プロセスには終わりがあるという。

つまり、「寛解過程」という言葉には、統合失調症が「状態ではない」ということが含まれている。診断を目的とした精神病理学においては、統合失調症がどのような状態であるのか理解することに主眼が置かれてきた。しかし中井は、それを状態から状態へと移行するプロセスの途上にあるものとしてとらえた。

ただし、このプロセスは完遂することが困難なものでもある。このプロセスはしばしば堰《せ》き止められるのだという。統合失調症のプロセスがはじまると、元の状態に戻ろうと流れに逆行したり、対症療法的に症状を堰き止めようとしたりしてしまう。

私は、慢性の病像は、それぞれの段階が次の寛解にむかう過程を阻止され、長く同じ状態を反復した結果生じるものと考えた。[05]

中井によると、統合失調症へといたるプロセスは決して特殊なものではない。ただし通常であれば、不眠や下痢、憂うつ感などといった形で、過剰なストレスに対して心身が警告を発し、心身のシステムが修復不可能になる前に休息をとらせるように働くのに対し、統合失調症になるプロセスにおいてはなんらかの事情で心身の警告をキャッチすることができなくなるのだという。

その結果、ストレスがある限度を「突破」してしまったとき、心身はその柔軟性を失い、木の枝が裂けて折れてしまうように、心身も回復できなくなってしまう。つまり、統合失調症の発症とは、心身のシステムが修復できなくなるほどの損傷を受けたときに生じる特異的な反応であると考えることができる。

しかし、それでもそれは固定した状態ではなく、回復に向かう新たなプロセスとしてとらえるべきである。押さえ込まれていた心身の反応を安全に放出していくことを促しながら、変化のプロセスを支援していくことが重要なのである。これは風邪などのときに西欧医学では発熱を抑え体温を下げようとするが、東洋医学では体温を上げることによって免疫効果を高めようとすることに似ているかもしれない。

症状を「堰き止める」という発想は、医療において深く根を張っているものである。精神医療においても、症状を悪化させないこと、問題行動をさせないことが治療の目標となってしまいがちである。しかしその結果、病状は慢性化という悪しき平衡状態へと陥ってしまうことも多い。

中井の述べていることは、統合失調症についてだけでなく、他の精神疾患、心理学的問題についても当てはまる。たとえば「ひきこもり」と呼ばれる状態も、さまざまな医療的・福祉的支援にもかかわらず陥ってしまった平衡状態である。そこではもとの状態に戻そうとする、周囲や本人の努力によって、かえって変化のプロセスが阻まれていることも多い。

プロセスと歴史

中井はこのようなプロセスを単線的なものとしては考えていない。単純に見える症状でもそこには必ず複雑なプロセスが絡み合っている。たとえ症状が消えたように見えたとしても、そこに拮抗する力がぶつかり合って強い緊張が生じている場合があることが指摘されている。

このような見方は、中井が歴史的な視点から書いた著作においても貫かれている。そこでは現在はつねに変化のプロセスの途上であり、複数の潜在的な流れが絡み合いながら、暫定的に実現されている状態としてとらえられている。

たとえば、中井は『西欧精神医学背景史』[06]において、現在の精神医学の状態を中世の魔女狩りという現象や、キリスト教思想、政治的関係などの交錯するプロセスとして描いている。ありがちな精神医学史であれば、ピネルの精神病者の解放などという事件からはじまり、有名な事件を結んで現在に至るまでの単線的な発展を描き出すということになるが、中井の歴史観においてはあらかじめ設定されたゴールなどはない。

また、中井には「病跡学」の業績も多い。病跡学というのは、歴史上の人物の活動に疾病がどのような影響を与えたのか、精神医学的観点から明らかにしようとする学問である。一般的な例としては、ゴッホやベートーベンの創作活動について疾病が果たした役割を明らかにする研究などはイメージしやすいかもしれない。

しかし、中井による「病跡学」は少し趣が異なっている。中井は、ある人物におけるミクロなプロセスと、彼をとりまく人々の〈メゾな〉プロセス、社会や産業の構造的変化というマクロなプロセスの相互作用を描き出すことに心血を注いでいる。たとえば中井は、二宮金次郎をうつ病的気質の持ち主として描き出しているが、そこでは幕末に向かう社会のなかで、その気質がどのような価値観を体現できたのかという分析に進んでいる。

また、第3章で触れた、幕末に天理教を開いた中山みきについての考察も、病跡学の延長線上に位置しているといえるだろう。彼女が幕末という混乱期に、個人と環境世界とのあいだに生じた断裂を一身に引き受け、既存の概念を再編成することによって新たなコスモロジーを産出していくプロセスについての考察は秀逸である。

生命的なプロセスの回復

音楽の比喩に戻ろう。おそらくは中井の治療観を直感的にとらえるにはこの比喩が適している。

音楽として成り立ちがたくなってしまうことが「心の病」だとしたら、乱れたリズムを一度ほどいて、ふたたび音楽としてのまとまりをもたらすのが治療者の役割ということになる。

この心身のリズムは、最も身近なところでは呼吸や脈であろう。また、月経、睡眠、尿意、お通じなどのリズムもある。患者と家族の息が合っているかどうかとか、あるいは治療者のテンポと患者のそれが合っているかどうかというのも、症状や回復のあり方を大きく左右する。

中井の描き出す治療のプロセスは、いわば患者と治療者とでつくりあげていくセッションのようなものである。治療はアップテンポであってもならないし、音楽を止めてしまうものであってもならない。治療者はじっと耳を澄まし、チューニング（波長合わせ）し、タイミングをはかりながら伴奏していく。

このような心身の回復におけるリズムとタイミングの重要性について、中井は、しばしば「結核」の療養を例にして指摘している。

〔結核患者の場合〕回復のリズムを巧みにとらえ、いわばその波長に生活を波長合わせできた人がもっともよく治癒したに違いない。[07]

〔結核患者の場合〕落ちついて待ち、タイミングをはかって次第に積極的な生き方に出て行った人が、いちばん良い治り方をした。[08]

伴奏がうまくいけば、音が滞っていた状態から抜け出して、新たな音楽が奏でられはじめる。きっかけさえつかめれば、自然に次の状態へとプロセスをすすめていけるような自然治癒力が、私たちには備わっているのである。

しかし、心身のリズムのなかには、回復の早いものもあれば、比較的にゆっくりと回復してくるものもある。患者も医療者も回復の早いリズムに注目し、よくなってきたと思いがちなところがあるが、ここで「焦る」ことは禁物である。「回復過程の中には加速できない過程、加速してはならない過程もある」[09]のである。そのような複合的なプロセスにおいては「進行速度は、いちばん遅い素過程によって決まる」[10]と、中井はいう。

発病過程とちがって、回復過程は生命保護的な順当性があるようだった。たとえば、覚醒時よりも睡眠が、昼間の思考よりも夢が先に再健康化を始め、生理的なリズムやパターンの方が心理的なものよりも先に整い始めるように思われた。[11]

中井は心身の自然治癒力を活性化させるために、患者に寄り添って座り、脈をとることもしばしばあった。中井は治療においてさまざまなチューニングをおこなっているが、それはプロセスを回復させるためには、さまざまな水準でリズムを整えていく必要があったということである。

沈黙患者のそばで治療者は一方では患者に目の見えないリズムの波長を合わせつつ他方では自分の持っている（そう豊かではない）余裕感が患者に伝わるのをかすかに期待しようとする。[12]

ただし、実際の回復のプロセスはそれほど派手なものではなく、むしろ「あたりまえ」のことを取り戻していく地道なプロセスでもある。これは発症のプロセスにおいては、妄想や幻聴などといった特異的な症状の発生が目を引くのとは対照的である。回復のプロセスでは「睡眠がよくとれるようになる」とか「便秘が解消する」などといった、「あたりまえ」の出来事が積み重なっていく。このような出来事については患者も多くは語らないため、治療者もこのプロセスを見過ごしがちになってしまうのである。

このような経過の先に訪れるゆとりに満ちた時間を、中井は「カイロス的時間」と呼んだ。それは時計の針のような焦燥感に突き動かされる「クロノス的時間」とは対照的な生命的なプロセスである。

「宇宙」の回復

『世に棲む患者』というエッセイで、中井は、退院後に患者が社会との接点を見出していくプロセスについて書いている。ここで、無理に就労などを進めようとする支援に対して、それは「焦り」「無理」に陥っていた状態への逆戻りを進めることになると批判している。

このような就労支援は現在でもさかんにおこなわれている。ソーシャル・スキル・トレーニングをそのための訓練と思っている医療従事者も少なくはないだろう。しかし、中井の視点に立てば、もとの状態へと戻そうとすることは、プロセスを阻害するものである。

これに代わって、患者自身が自然に営んでいる活動こそが重要であるという。そこには、支援者には思いもよらない形で社会とのつながりが回復されていくプロセスがある。そのようなプロセスを中井は、らせん状の図として描いたり、「オリヅルラン」の比喩を用いて説明している。オリヅルランは、放射状に伸びた茎のいくつかの先端に子株が生え、そこからふたたび放射状に茎が伸びていくということを繰り返して成長していく。

――『世に棲む患者』のなかで、患者さんの独自の世界が成長していくことを書いていましたね。

中井　あれは「社会復帰」と称して、彼らをいきなり社会、つまり彼らの苦しみの原因となった場所へと放り込むことは乱暴きわまりないことなのではないかというふうに思って書きました。たぶん今でもそうですが、患者さんに社会復帰のトレーニングを課すことが「治療」だと思われているふしがあったので。

——欠損した能力を補填するのが治療ではないということですね？

中井　そんなふうに頑張り過ぎてしまうことから「病気」がはじまるんじゃないかと書いてきました。訓練したらどうにかなるというんじゃなくて、ゆっくりと何かが溜まってきて、時期がきたらそれがはじけるというかね。僕は「オリヅルラン」ってイメージなんだけれど、弾けて拡がっていって、その先でまた弾けてって……。そんなふうに生活って豊かになっていくんじゃないですか？

——治療者が意図してスキルを引き上げようとするのではなくて、患者さんの生活が広がりながら豊かになっていくのを支えるということでしょうか？

中井　そうですね。人にはそれぞれの世界というか「宇宙」がありますからね。むしろ必要なことは、彼らの「宇宙」に共感する人々が現れて、それは治療者じゃなくてもいいんだけれど、その「宇宙」が押しつぶされないように守られることが必要なんだと思います。患者さんたちの共同体がつくられることもあります。[13]

手探りではじまった活動は、その多くはうまくいかなくとも、いくつかの活動が次の探索活動の拠点となるというプロセスを繰り返して、やがて思わぬ展開へとつながっていく。中井は、このプロセスに医者があまり深く関与しないことを勧めている。新しく創造される「宇宙」は人から与えられるものであってはならず、自身が生み出したものでなければならないからである。

リゾームとオリヅルラン

中井の「オリヅルラン」のイメージは、哲学者であり精神分析家でもあるフェリックス・ガタリが、20世紀の最も重要な哲学者のひとりとされるジル・ドゥルーズとの共同の著作『千のプラトー』[14]の序説で提示した「主観性」や「リゾーム」という概念に通じるものである。

リゾームという概念は「根茎」を意味しており、線形的な分岐構造である「樹木（ツリー）」に対立する概念である。ツリー構造が幹を中心として周縁へと分岐していく秩序のイメージであるのに対し、リゾームは中心といえるものがなく、始まりと終わりもないような網目状の構造をイメージするとよいだろう。

リゾームは本来、竹の根のように地下で無節操に増殖していくもので、オリヅルラン（折鶴蘭）の優雅なイメージと並べられると違和感があるかもしれない。しかし、放射状にのびるクモの巣を思わせるため、英語ではスパイダープラントという名で呼ばれている。オリヅルランを貶《おとし》めるつもりはないが、クモやその網目状の巣はリゾームのイメージと重なるかもしれない。「主観性」は、通常は「主体性」などと訳されている単語である。しかし、ガタリらの使い方は独特で、それは個人の姿勢や能力に関係するものではなく、さまざまな流れが交錯する場、その結びつきが「主観性」と呼ばれている。思わぬところで結びつきそうもない出来事が結びつき、想定してもいなかった結びつきによって実現されるような網の目とイメージしてよいだろう。

ガタリが来日した際に撮られた写真に、東京の地下鉄の路線図を背景にしたものがある。この写真は「リゾーム」のイメージと重ねられてしばしば用いられているが、たしかにさまざまな路線が絡み合うなかで、設計者らが考えもつかなかったルートができあがっていることもあるだろう。ある時間にその路線を利用する人だけにひらかれるルートが、ここでいう「主観性」のイメージになるだろう。

ガタリの研究者である杉村昌昭は「主観性」と「リゾーム」の関係について次のようにまとめている。

個人という存在そのものが無数のエレメントからなる複合体だとして、それぞれのエレメントがそれぞれの仕方で結び付く。そしてその結合がどんどん増殖していくことによって、個人という人格とはまったく別の次元を切り開く。そういう仕方でつくり出される主観性というものがあり、それをガタリは個人的かつ集合的な主観性というふうに概念化したのです。そして、そうした主観性によって形成される網状的なシステムがほかならぬリゾームだったのです。15

この言葉は、中井が統合失調症からの寛解過程について語っていることとほとんど重なっているとみてよい。

中井の思想は、ガタリの概念を補助線として読み解くことができるであろう。そこで述べられている「寛解」のイメージは、自己が自立的なシステムとして機能するようになることではない。それはさまざまな流れが絡み合ってつくりだされる網状的ネットワークのなかに生命が包まれていくというプロセスで、自立とは対極にあるものである。

しかし、中井とガタリの臨床哲学の関係については、いまはここまでにしておこう。さらにいくつかのテーマをめぐったのち、第8章以降でふたたび取り上げることにする。

当事者研究に生成する世界

ここで「当事者研究」の話に戻ろう。

第1章で筆者は、「(当事者) 研究を通して、当事者の身体の内側や外側でバラバラに回っていた歯車を、これまでとはまったく異なる形に組み替えることによって、予想もしなかった動きをする機械として再生させていくようなプロセスであるということはできないであろうか」と述べた。これは本章を通じて、中井やガタリの臨床哲学において確認してきたことと符合している。

「ＢＢサイン」の森さんの場合、自分を傷つける声や、排除するような眼差しを感じたときに、親指を立てるサインによってそれをキャッチしたことを仲間に伝えることで、生きづらさを軽減していくことができた。

ここではまず、幻聴や被害感が、森さんの人格に由来するものではなく、外からやってくる「お客さん」と見なされたことが重要である。これは「外在化」の手法と呼ばれているが、たんに症状を外部のせいにするということではなく、心の内部と外部という二分法自体が無効化されていると考えたほうがいい。心身はさまざまなものが流れ込み、出ていくような場とみなされているのである。

また、森さんのＢＢサインに対して、仲間たちが「ナイスキャッチ！」と同じく親指を立てて応えるというやりとりは、世界から排除されるような体験が、その体験のおかげで世界に包摂されていくというパラドクスを生み出している。ＢＢサインはある種の絆をつくりだすものとして、仲間のあいだで汎用されるようになっていき、あるいはこの本の読者さえも触発しているかもしれない。

さらに、向谷地と森さんが大都市の駅前でＢＢサインを実験したことは、生活空間をまったく違った質のものへと転換させた。それまでは忌まわしい刺激の巣窟であった都市が、仲間とつながるための鍵を隠し持つ空間へと変貌したのである。

環境までも再編するようなダイナミックな変化を、個人の内面を治療することを目的とした心理療法でもたらすことは難しい。通常の心理療法では、病的体験を解消していくために、個人を変えることに力が注がれている。しかし当事者研究において、それはあって然《しか》るべきものとして扱われるばかりでなく、仲間とともに迎え入れるべき大切な「お客さん」として扱われる。そして、この迎え入れられた「お客さん」を中心にして、オーダーメイドの共同体までもが立ち上がっていく。先の例では、たまたま森さんを訪れた幻聴という「お客さん」に対して、仲間たちみんながそれを迎え入れることで、小さいながらも新しい世界が生み出されていったのである。

精神医療を超えて

中井は〈過程と状態〉、〈微分回路と積分回路〉、〈カイロスとクロノス〉などさまざまな対句を用いてその思想を語っている。それぞれ少しずつニュアンスは異なっているが、おおむね前者は変化しつつ流れていくもので、後者は変化しないで留まるもの、あるいは機械的な規則性を表している。そしてこれらは、ガタリによる〈分子的とモル的〉、〈リゾームとツリー〉といった対句と重なり合っている。

いずれにしても、精神医学は症状を後者のまなざしをもってとらえてきた。それは繰り返される状態であるかのように、個人の心身に固定されたものであるかのように、そして管理されねばならないものとして。

しかし、中井やガタリ、そして当事者研究においては、そのような常識が転倒されていく。症状は、変化のプロセスにあるものであり、個人の心身に閉じ込められたものではなく、予想することができない可能性をはらむものである、と。

中井は、既存の精神医療とはまったく異なったケアの可能性をひらき、広大な分野に影響を与えたが、みずからは精神医療の枠内にとどまった。これに対して、向谷地とべてるの家の当事者たちの実践は、その枠の外へと踏み出していくものであるといえる。医療の枠組みと、福祉の枠組みを利用しながらも、そのどちらでもあり、どちらでもない。

そもそも向谷地に系統立ったビジョンがあったとは思えない。1978年に浦河赤十字病院のソーシャルワーカーとして赴任した向谷地は、地域で暮らす患者たちとともに教会での共同生活をはじめたという。そこから数えきれないハプニングを乗り越えるなかで、浦河という町にリゾームのように張りめぐらされていった人や物のつながりが、べてるの家の実践と、そこで生まれた当事者研究を支えてきたのであろう。

したがって、べてるの家や当事者研究で営まれていることを、系統的に記述するという試みははじめから不可能なのかもしれない。

第6章

心の自然を取り戻す

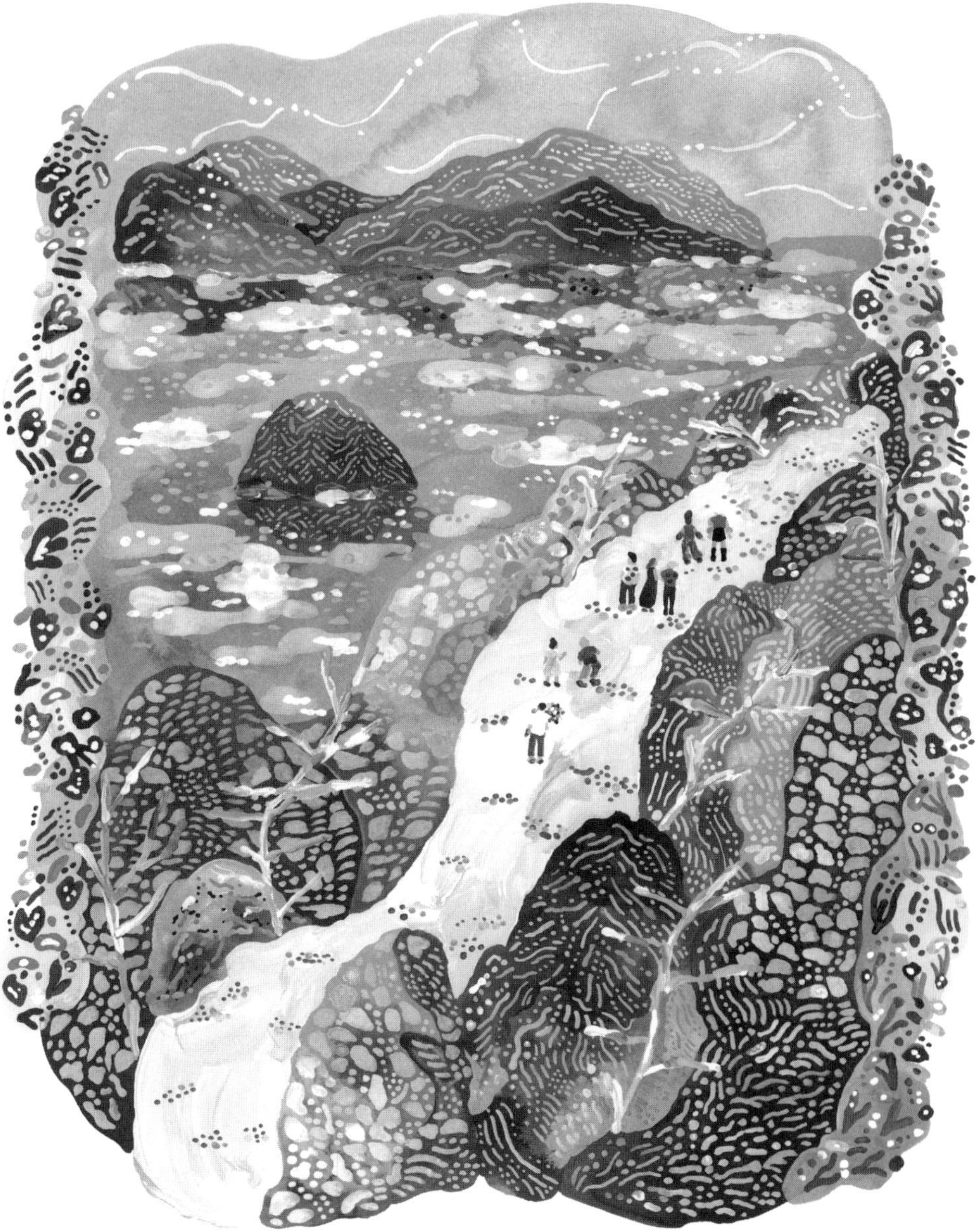

いわゆる「丸山ワクチン」は、1960年代に「がんの特効薬」として注目を浴びたが、むしろ多くの人々にとっては胡散《うさん》くさい薬として記憶されているかもしれない。第二次世界大戦中に、後に日本医科大学皮膚科の主任教授となる丸山千里が開発したこの薬は、1976年に厚生省（当時）に「抗悪性腫瘍剤」としての承認申請をおこなったが、1981年に不承認となった。たんなる「水」で、効くはずがないという専門家も多かったという。

精神科医の中井久夫は、この丸山ワクチンについてその効果を積極的に評価する小文を書き、話題になったことがある。そのなかに1970年代に丸山博士を訪ねたときのエピソードが紹介されている。

> 「医師名刺を出したのはキミが初めてだよ（何と一九七〇年代という晩さなのに）。いや、医者ももらいに来るんだよ、ただ、みんな医者でないふりをする。すぐわかっちゃうがね、ぼくは知らん顔をしてるんだ」。身分を明らかにして名乗っただけで、若造にこれだけの好意である。先生の孤独が身に沁みたが、この人は学者だ。quack〔インチキ：引用者〕ではないと私は直観した。私はすでに精神科医であった。[01]

丸山は、皮膚結核に罹患した患者においてがんの進行が遅いこと、あるいはがんが消滅してしまうことに着目し、結核菌成分のなかにがんの進行を抑える物質が存在する可能性を想定することによって、結核菌のどのような成分が腫瘍の発育抑制に関わるのかを研究した。それから80年以上の歳月が流れたが、免疫学者の高橋秀実によると、近年になってこれまではっきりわからなかった丸山ワクチンの作用機序が解き明かされつつあるという。[02]

その後、中井は何人かの知人に丸山ワクチンの治験[★]を紹介しており、2002年に自身が前立腺がんの診断を受けた際には自分の体でワクチンをテストしたと述べている。そして、この丸山ワクチンについての小文は、「ガンとの共存を考える、この丸山ワクチンに一端をみせた生物学は、実際的にも思想的にも新しい光を投げかけると私は思う[03]」と結ばれている。

筆者は、この言葉は中井の臨床哲学についても重ねることができると考えている。前章で述べたように、中井は統合失調症をはじめとした精神疾患について、固定した「状態」としてとらえるのではなく、絶え間なく変化をつづけていく「過程」としてとらえようとした。そして治療においては、その変化していく過程のなかにある自己治癒力の発現を促していくことに主眼を置いていた。中井が「個人症候群」という概念で語った現象は、このような自己治癒的過程の発現とみてよいだろう。

そしてこのような臨床哲学は、べてるの家の当事者研究にも潜在しているものである。そこでは人々の抱えている苦悩が、精神疾患として固定されるのではなく、「個人症候群」という自

［★］一般的な「治験」は開発された新薬を厚労省が認可する手続きとしての臨床試験で無料でおこなわれているが、厚生省（当時）は1981年に、丸山ワクチンについては有償の治験薬として特別に認めている。

己治癒的過程をたどるように促されるのである。

本章では、このような自己治癒的過程についての臨床哲学をさらに探究していくために、精神医療という観点から一歩しりぞき、その背後に横たわる「生命」についてのまなざしを浮き彫りにしていくことにする。

結核体験のトラウマ

じつは、中井久夫の医師としてのキャリアは精神科医としてはじまったものではなかった。学位論文は日本脳炎ウイルスについてのもので、国立国会図書館に所蔵されている。[04]その後、中井がウイルス学者から転身し、精神医学の道を歩みはじめるのは１９６６年になってからで、すでに32歳になっていた。筆者はこの事実を、中井の思想を理解するうえで決定的に重要であると考えている。

これに加えて、中井が京都大学での学生生活を結核療養のための休学からはじめていることも忘れてはならない。中井はもともと法学部を志望して入学したのであるが、この間に医学部へと志望を変更している。

自身が生と死の狭間をさまよったことはもちろん、一緒に闘病していた学生の仲間を次々と失っていく体験、患者として差別され、生き残ったものたちも学業や就職においてさまざまな差別を受けていたことなどが、中井に刻み込んだ深淵ははかり知れないものだったのだろう。中井は、京都大学を卒業してもなお結核の後遺症とトラウマのために苦しみ、世捨て人のように生活せざるをえなかった友人を何人も見てきている。

結核体験とウイルス学研究には関係を見て取れるが、そこから統合失調症へと結びつくことはまず考えにくい。しかし、不思議なことに中井においてはこれらは違和感なく同居している。統合失調症の「寛解過程論」において、統合失調症の体験と結核のそれが重ね合わされて説明されるくだりでは、どちらのことを述べているのか区別がつかない箇所も少なくない。

結核も端的に「宣告」される病気だったのであり、この宣告に抵抗して疾病否認を行なう人も少なくなかった。それは差別を伴うレッテルであり、伝染性のあらわなだけに、かつては精神病に比して決して軽いとはいえないスティグマ（烙印）であった。[05]

今日、結核がすっかり影をひそめたわけではないが、青春期における結核の位置は精神的危機あるいは端的に精神病といわれる状態に置き換わったと思う。そして、精神病の予後を決める上で、結核の予後を決めるのと同じメンタルな要因が重要な決め手となっていると私は考えている。[06]

ウイルス学からの出発

1960年代の前半、ウイルス学者としての中井は着実に業績を積み上げていた。

そのような時代に中井は、1964年の医学史研究会主催のシンポジウムにおいて細菌学をモデルとする近代医学について発表している。[07] 発表の原稿では、今後の細菌学的医学の進むべき方向性の例として、同年（1964年）に出版された川喜田愛郎《よしお》の『感染論』[08]が参照されている。細菌学は、1882年にロベルト・コッホが、結核症が特定の種類の細菌が感染することによって発症することを明らかにし、この細菌を「結核菌」と命名したことにはじまる。ここから、特定の細菌が特定の病気の原因となるという学説が定式化され、20世紀の医学におけるひとつのパラダイムを築いた。

コッホはまた、細菌が感染することからの予防についても定式化している。川喜田によると、1885年の第2回コレラ問題討議会においてコッホは、菌の排泄－伝播－侵入の経路の考察、消毒の方法に関する指示、流行を小火のうちに消し止めることを強調し、初発患者発見の重要性と時限隔離についてなど適切かつ遺漏のない処理法を説述したという。[09] 近年、新型コロナウイルスの感染防止において実施された施策とまったく同じ手順である。

しかし川喜田は、それまで細菌やウイルスについての蓄積された知見のうえに、新たな視点から病的現象が引き起こされるメカニズムを解明していかなければならないと主張し、それを「感染論」という視座として提示した。

ある細菌が人体のなかに入ったとしても、生活環境の変化や健康状態の違いによって発病を免れることもある。このときに、細菌と人体のあいだでどのような交渉が起こっているのかについて、まだくわしくわかっていなかったため、川喜田は人体の生理学（あるいは病理学）と微生物学との深いレベルでの融合が必要であると説いた。

このような視点は、自己治癒力に着目し、免疫のメカニズムの解明の必要性を説くものであったといえる。

そしてそのメカニズムにおいては、病理症状は細菌やウイルスによってただちに引き起こされるのではなく、ある環境条件において、さまざまな役割を担う免疫系の細胞との交渉の結果として形成されることが明らかにされていく。ちょうど過酷な環境条件において、そこでしか生きられない植物が群落をつくるように、身体と外的環境とウイルスとでつくりあげられた生態系として病理症状をとらえるという視点である。そしてこれこそは、精神科医としての中井の視点そのものといってもよい。

しかし、その後の川喜田は千葉大学の学長に就任して間もなく、学生運動のピーク時の1969年に辞任している。そのため川喜田自身によって「感染論」の構想が展開されることはなかった。そして中井も「感染論」を支持した発表をしてほどなく、ウイルス研究の道から退いている。

結核と統合失調症

精神科医に転身してから5年ほどしか経過していないころに、中井は統合失調症の寛解過程論を着想する。これほどの速さで画期的な理論を着想できた背景としては、結核と統合失調症の共通点をあげなければならないであろう。このあたりのことについては以前別稿に書いたがここでは簡単に触れる。[10]

1950年ごろの結核をめぐる状況と、その10年後の1960年ごろの統合失調症をめぐる医療的状況には多くの共通点がある。両者は不治の病として社会的なスティグマが付されており、かつての京都大学医学部附属病院においては結核病棟と精神科病棟、癩《らい》病の病棟は同じ敷地内にあった。

結核の場合、1882年のコッホの発見以来、原因が結核菌であることは明白であったが、治療法は確立されず、基本的には隔離と安静を中心とした療養しかなかった。患者の家族は感染を予防するために患者を土蔵などに隔離し、周囲に対してその存在をひた隠しにするようになっていった。これは戦前、統合失調症の患者が「私宅監置」の名目で、土蔵や座敷牢に隔離されていたのとよく似ている。診断を告げられることが、社会的生命を奪う「最終宣告」として受け止められていた点も、統合失調症と重ね合わせることができる。

結核については、1943年にストレプトマイシンが合成されて治療可能な病気になり、1951年ごろから日本において生産されて普及していった。中井が大学に入学し、結核と診断された1952年は、ちょうど薬が普及しはじめたころにあたる。

これに対して、統合失調症が症候群として分類されたのは、1899年にエミール・クレペリンによって出版された教科書（第6版）においてであるが、そこでは最終的に「荒廃」に至るとみなされていた。1930年以降になって電気ショック療法やロボトミー手術などの脳への直接的な介入がおこなわれるようになったが、目覚ましい発展を遂げたのは1952年にクロルプロマジンの効用が発見されたことによるもので、1960年ごろまでに日本でも普及していく。

このように、統合失調症の理解と治療は、結核のそれがたどった道を10年遅れでたどっているように見える。しかし、結核の患者数はストレプトマイシンによる根本的な治療と、戦時中に途切れていたBCGによる予防接種の再開によって急速に減少していったのに対し、統合失調症の入院者数は1960年代に急激に増加していく。この背後には、さまざまな形で精神科病院の設立と増床を後押しする公的制度の整備があったのであるが、それについてはここでは省略する。

結核を生き抜き、ウイルス学の研究を経て、入院患者が爆発的に増加している精神医療という領域に足を踏みいれた中井が、これらの交差する地点から理論を組み立てていったのはむしろ自然なことであったのかもしれない。

精神の免疫学

結局のところ中井は医局体制を匿名で批判する著作を書いていたことなどにより、1966年にウイルス学研究の道を閉ざされることになった。

しかし筆者は、精神科医になってからの中井の思想にも、その基底にはウイルス学において培ったものが流れていると考えている。統合失調症の自己治癒的なプロセスに着目し、寛解過程論を構想していく中井の視点は、いわば精神における免疫機能への着目であるといえる。そして、H・S・サリヴァンの「自己システム self-system」[11]という概念との出会いは、中井が温めてきた着想を精神医学という土俵において具体的に展開する助けになったと思われる。

中井はサリヴァンの自己システムについて次のように解説している。

> サリヴァンの self-system 概念は、「非自己」と認知した知覚、認知、表象、概念、観念等々の心理的アイテムを絶えず awareness（意識、覚知性）から外に汲み出し（解離し）、「自己」と認知したものを保存するシステムであって、この維持には絶えざる入力を必要とし、かつ、成長しつつ機能するというものである。〔…〕彼によれば、統合失調症以外の精神障害はすべて self-system の活動の結果であるが、統合失調症だけは self-system の機能麻痺あるいは破壊であって、した

がって、解離されていた「非自己」(その多くは幼弱な心理的項目である)が「非自己」の標識をつけたままawarenessに奔入して意識を惑乱させ、心的装置の機能麻痺と破壊を進行させる。これは、最近の免疫学の「自己－非自己」図式に似ており、彼のself-systemは「哲学的自己」よりも「免疫系」に近く、統合失調症は全身的な「自己免疫疾患」、例えばリウマチズムの現在のモデルを思わせる。[12]

免疫システムは細菌やウイルスを「非自己」と認定し、やみくもに駆除することによって生体を保っている。しかし、免疫システム自体は「自己」を認識する能力をもっているわけではない。

これと同じように、サリヴァンの自己システムは対人関係の領域で、生体の活動を脅かす刺激を「非自己」として排除することで、自己としてのまとまりを組織化していく。ひたすら「あってはならない刺激」を解離しつづけることで、自己自身を変容させつづけながら組織化していく動的平衡システムという特徴を持っている。

丸山ワクチンと中井久夫

この章の冒頭で述べたように、中井はいわゆる「丸山ワクチン」を積極的に評価していた。

丸山ワクチンは「抗悪性腫瘍剤」としては承認されなかったが、1982年に有償治験薬として患者に供給することは認められ、現在に至っている。また、丸山ワクチンと同成分である「アンサー20」は、放射線療法による白血球減少症の治療薬として1991年に承認されている。

中井の丸山ワクチンへの思い入れは、判官びいきの面もあるのかもしれない。それがはじめは結核治療の文脈で開発されたということや、中井が悪性腫瘍にウイルスと遠からぬ関係を見ていたことが、その評価に影響を与えていることはありえる。

しかし、中井の丸山ワクチンの効果についての考察は興味深い。中井は、開発者の丸山自身による「線維芽細胞が動員されてガン細胞の塊を囲い込み、やがて線維化して、ガン細胞が兵糧攻めになるのではないか[13]」という仮説を紹介し、ここに線維芽細胞に免疫細胞を中心とする広大な生体防衛の情報伝達系が及んでいることを考慮すると、この包囲戦術はがんの「一種の良性腫瘍化」ということができると述べている。

「ガンも身のうち」とは言い過ぎかも知れないが、ガン細胞、ガン組織も、その生存のためには生体を必要としながら、他方では他の生体部分からの攻撃から身を守るための術策を講じており、それにも生体のニーズに逆らうものもあるが叶うものもある。丸山ワクチンは、ガン細胞が自己を防衛するのに手を貸してやることによって、ガンを生体にとって無害なものにしているところがあるのかも知れない。[14]

中井の見解の妥当性を筆者には判断することができないが、これはウイルス学を研究していたころの中井の学会発表と同じ見解であり、がん組織を統合失調症、生体を社会などと読み換えれば後年の『分裂病と人類』[15]における中井の見解ともほぼ重なるといってよいであろう。

このような観点から浮かび上がってくるのは、病理的プロセスをミクロな視点において突きつめていくと、正常なプロセスとの峻別が難しいということである。ウイルスやがん細胞は、それそのものに宿主である生体を破壊しようとする目的があるのではなく、それらの増殖と生体を防衛するシステムとの均衡の崩れが、破壊的なプロセスとなって表面化するのである。

中井は丸山ワクチンに見出したものは、がんを無害化することによって、それとの共存を可能にしていくという、いわば生態学的な治療法である。ここに中井が自身の臨床哲学を重ね合わせていることは間違いない。

丸山ワクチンへの中井の評を借りて言い換えれば、統合失調症との共存を考えた、寛解過程論に一端をみせた中井の生態学的（エコロジカル）な精神医療は、実際的にも思想的にも新しい光を投げかけているのである。

べてるの家のエコロジー

精神医療をエコロジカルな視点からとらえているのは中井ばかりではない。前章まででも紹介してきた、べてるの家や当事者研究で営まれていることは、中井の臨床哲学と方向性を同じくしていると考えられる。

べてるという場は、たとえるとホカホカの黒土のようなもので、たくさんの微生物が持ちつ持たれつで生きている世界に似ているんです。怒りっぽい人がいたり、気の弱い人がいたり、笑っている人がいたり、泣いている人がいたり、いろいろな人がいることがいいんです。良い人ばかりいてもダメなんです……[16]

この言葉は、1995年に制作されたべてるの家の日常を撮ったドキュメンタリー作品のなかで、当時の向谷地が語ったものであるという。ここで向谷地は黒土を比喩として用いているが、後に『奇跡のリンゴ』[17]で有名な木村秋則を知るようになり、その方法論とべてるの家で実践されてきたことに多くの共通性を見出して驚くことになる。

ここではまずは木村について紹介しておこう。

木村秋則は、1980年代にリンゴの無農薬栽培を成功させた伝説的な人物である。じつはリンゴは、リンゴワタムシなどの昆虫、モニリア病や褐斑病などのカビの一種による害を受けやすく、無農薬での栽培が非常に難しい作物であるという。

木村がリンゴの無農薬栽培を志したきっかけは、年に何度もおこなわなければならない農薬散布のたびに、妻が1週間も寝込んでしまっていたことであった。木村は妻につらい思いをさせることなくリンゴを栽培することを志し、無農薬での栽培の試みをはじめた。

しかし、木村の挑戦は数年間にわたり失敗の連続で、収穫はまったく得られず、農園のリンゴの木の多くが枯れていった。ついに万策尽きはてて、自殺をしようと岩木山に入ったときに、木村は輝くように美しいドングリの木に出会った。そして木村は農薬も使わないのにそのように健康で美しく育っている秘密が、土にあることを悟った。

> 麓の畑のリンゴの木も、このドングリの木も、同じ岩木山の空気を吸って、同じ太陽の光を浴びている。条件はほとんど変わらない。／ただ、決定的に違うことがひとつあった。雑草が生え放題で、地面は足が沈むくらいふかふかだった。土がまったく別物だったのだ。[18]

それまで木村は、リンゴの木が弱るのは病気や害虫のせいであると考えていた。そして、農薬を使わずにそれらを排除することを模索しつづけてきた。しかし、ドングリの木との出会いによって、木村の考え方は決定的に反転した。害虫に蝕《むしば》まれたり、病気に罹《かか》ったりすることによってリンゴの木が弱るのではなく、むしろ弱った結果そのようになってしまうのだと考えるようになった。

自分は農薬のかわりに、虫や病気を殺してくれる物質を探していただけのことなのだ。堆肥を施し、雑草を刈って、リンゴの木を周囲の自然から切り離して栽培しようとしていた。リンゴの木の命とは何かということを考えなかった。農薬を使わなくても、農薬を使っていたのと同じことだ。[19]

農薬によって虫やカビなどを死滅させることは、いわばリンゴの木を「無菌状態」において栽培することであるが、それこそが木が本来もっているはずの抵抗力を衰弱させていたのである。木が弱る原因は、他の自然環境と切り離されてしまうことにある。

木村は、ドングリの木の根元の土を観察し、さまざまな菌や微生物が生息する豊かな土づくりをはじめた。そのために木村は雑草たちの力を借りた。リンゴの木が新たな土になじんで、本来もつ力を取り戻していくには時間がかかったが、やがて特別な味わいのリンゴをたくさん実らせるようになっていった。

自然の中には、害虫も益虫もない。それどころか、生物と無生物の境界すらも曖昧《あいまい》なのだ。土、水、空気、太陽の光に風。命を持たぬものと、細菌や微生物、昆虫に雑草、樹木から獣にいたるまで、生きとし生ける命が絡み合って自然は成り立っている。その自然の全体とつきあっていこうと木村は思った。自然が織る生態系という織物と、リンゴの木の命を調和させることが自分の仕事なのだ、と。[20]

生態系を取り戻す

このような木村の思想に、向谷地、そして浦河赤十字病院の精神科医としてべてるの家を支えてきた川村敏明は深く共感したという。木村の無農薬栽培を特集したテレビ番組を見たふたりは、すぐに木村に会い、そのことを確かめあった。[21]

べてるの家には「病気が治りませんように」「苦労が増えたほうがいい」などの考え方があるが、これは「木村さんのリンゴ栽培に置き換えると、薬の力に頼って休んでいたリンゴが本来もっている力＝自然の力を呼び覚ますことにほかならない」という。

そのために、川村は薬物の処方をできるだけ少なくしているといい、これを無農薬になぞらえて「低脳薬」と呼んでいる。薬物によって症状を抑えることは、結局は本来もっている力を弱体化させて、症状をこじらせることにつながっていく。

リンゴの木の害虫や病気を、農薬に頼って駆逐しているとしだいにそれらと共存していく力が衰退していくのと同じように、「脳薬」に依存することは、本来は人とのつながりで解消されるべき「困りごと」を精神医療にしか対処できない「症状」へと固定していくことになってしまう。

Ｉ部で紹介した当事者研究を例にすると、「幻聴」や「死にたい」という思いなどの多くは、孤立した状況に置かれたなかで、自分自身をなんとか支えようとする試みであるといってよい。しかし、何度試みてもうまく人とつながることができないため、その試みが繰り返されていくことになる。

リンゴの木の病気にしても、精神的な症状にしても、それらが「病気」として固定されていくのは、周囲の環境とのつながりを絶たれて孤立化させられてしまっているためである。木村はリンゴを生態系に接続し直すことによって、木が本来もっている力を引き出すことに成功した。向谷地やべてるの家の人々によってなされている営みも、個人の「病気」と考えられて、「脳薬」で抑え込もうとされていたものを、人や環境からなる生態系に接続し直すことによって、新たな意味を生み出していった。

症状を使いこなす

しかし、生態系を取り戻すということは、社会による介入をまったく退けるということではない。

第4章でみた「反精神医学」の運動は、〈抑圧する社会〉と〈人間の自然〉を鋭く対立させて、前者を否定したことによって袋小路に入ってしまった。レインが、出生以前の胎児の段階まで遡行していくような思考に陥ったのも、統合失調症を中心とする精神障害をもつ人々を〈無垢な自然〉を代表する存在として神格化してしまったからにほかならない。純粋さの追求は、結局はある種の無菌培養のような不自然なあり方へと陥ってしまう。

これに対して、べてるの家の実践は決して純粋さを追求するものではない。それは何でもありの世俗的な世界で、「たくさんの微生物が持ちつ持たれつで生きている世界」である。レインの純粋さを求めるロマンは、西欧文明への反抗へと向かっていったが、べてるの家の実践はあくまでも実用主義的で、「苦労」を生きやすくする工夫を仲間たちとみんなで考えることに重点があり、理想社会を実現することに目的はない。したがって向谷地は、キングズレイ・ホールでのレインのように、毎晩の夕食で詩の一節を読みあげたりなどはしない。

べてるの家の実践は、使えるものはなんでも使えという無節操なものである。

もちろんそこでは、症状を「あってはならないもの」として抑え込もうとしたり、排除しようとしたりする社会的圧力には抵抗する。しかし、また逆に、当事者たちを〈純粋な自己〉の持ち主として神聖化し、彼らを社会から隔離して守ろうとするような理念に立つものではない。

そこでは社会から「あってはならないもの」とみなされていたような症状が、自分を助けようとする試みとして寛容に迎え入れられるが、それだけではない。その先には、その症状を今度はツールとして使いこなすことで、それまでになかった症状と環境との接続のしかたを発見していくという狡猾《こうかつ》さも持ち合わせている。

第1章で紹介した森さんの幻聴は、それをキャッチしたときに親指を立てるというBB（ビッグ・ボス）サインによって、まわりの人々とのつながりを紡ぐツールへと変化していった。〈幻聴〉〈親指のサイン〉〈仲間〉が接続されることによって、それまでとは違ったエコロジカルなシステムを創出していったのである。

良性化のプロセス

これはちょうど中井が丸山ワクチンが果たす役割について指摘していたことと重なる。

中井は、良性の中心をもった腫瘍として自己形成することが困難ながん細胞に対して、丸山ワクチンの作用で線維芽細胞がそのまわりを包囲することによって「一種の良性腫瘍化」させるように働いているという仮説を紹介している。この見解に従うならば、がんそれ自体が生体を破壊する目的をもっているわけではなく、それが本来のあり方を実現できるように手を貸すことによって、共存することが可能になるという考えは、中井の臨床思想、そしてべてるの家の臨床思想へと通じるものである。

これまで見てきたとおり、べてるの家の実践や当事者研究では、「症状」それ自体を破壊的な病理としてはとらえていない。それはその人が自分を助けるためにしてきた努力の結果であり、必要性によってつくりだされたものであると考えられている。

しかしその努力は、短期的には個人の苦労をやわらげるかもしれないが、長期的に見るとシステムを破壊するような悪循環に陥ってしまっている。このような悪循環に陥るのは、個人が閉じたシステムになっているためである。当事者研究では、この閉じたシステムを開き、別のシステムと接続していくことにより、これまで思ってもいなかったような新たなシステムを作動させはじめる。はた目には、それは症状を道具として使いこなすことに見えるだろう。

そのシステムは、これまでとは別種の「依存」であるともいえるかもしれないが、それが持続可能な依存であればなんら問題はないのである。まずは「良性腫瘍化」していくことで、症状との共生が可能になり、さらには症状そのものが消えていく可能性もありうる。

脱・家畜化する

中井久夫はあるエッセーで、やや皮肉をこめて次のように述べている。

人間の好みに選ばれた家畜は同類の野生動物に比べて、敏捷ではなく、失礼だが頭がよくない。支配者がそれと知らず淘汰を繰り返した結果、従順で愚行を繰り返す現在の私たちができた可能性は意外に大きいのではないか。[22]

私たちは、植物を野菜へ、動物を家畜へと改良してきた。その過程で、これらの動植物は人間の世話に過剰に依存するようになり、自然界では自力で生息することができなくなっていった。それと同じように、人間自身もみずからを家畜化してきたのではないかというのである。

私たちは、人間が生まれながらに自由と権利をもっていると考えてしまいがちである。しかし、西洋にそのような考えが生まれてから250年ほどしか経っていないし、日本においては長く見積もっても150年というところである。それまでの長い人類史のなかで、人間たちが動物のなかから従順で扱いやすい種を選別していったのと同じように、権力者によって扱いにくい者たちが排除されていったと考えるのは突飛なことではない。

人類が自己家畜化することによって進化したという考え方は、自然人類学では20世紀末ごろからしばしば提起されており、近年ではますます盛んに議論される主題になっている。[23] ただし、リチャード・C・フランシスによると、実際のところ人間の「自己家畜化」は支配者の意向というよりも、集団生活を成り立たせるべく協調性と従順さを進化させざるをえなかった側面もあるようである。[24]

しかし、新自由主義経済が進行する現在、「社畜」と呼ばれ、低賃金で過酷な労働に心を病みながら堪えしのんでいる私たちの姿を思えば、中井の言葉は心に突き刺さってくる。アルコールや薬物への依存、リストカットという手段を駆使しながら生きていくということは、なんとかして社会システムを回しつづけるために従順な歯車になる道を選択させられていることなのかもしれない［★］。

新型コロナウイルスの感染拡大をめぐって起きたさまざまな出来事は、じつに示唆に富むものである。私たちの対処策は「罹《かか》らない」ようにすること、つまり感染リスクを排除することを中心とするものであった。この有効性を否定するつもりは毛頭ないが、なぜこのようなパンデミックが起こってしまうのかについて世間の関心が低かったことは興味深い。

進化生物学者・生物学者のジャレド・ダイアモンドは、歴史的に見れば、都市化による人口集中と交通網の発達、家畜との共存が、天然痘や結核などの感染症の蔓延を引き起こしたことを指摘している[25]。近年、新型コロナウイルスをはじめとした各種の新型ウイルスの感染拡大が起こっている背景としても、地球規模での乱開発と急激な都市化によって、人間の生活空間と動物の生活空間が混じりあってしまっていることが背景にあることは明らかである。またこれは、日本の各地で熊が人を襲うようになっていることとも無縁ではない。

私たちは産業を発展させるために、私たち自身の心身にも、地球環境にも大きなひずみをもたらしてしまった。もはや、これまでのように強い自我によってリスクをコントロールしていくという方法には限界が生じているように思われる。

［★］不思議なことに、私たちの社会では近年ますます協調性を強いる圧力が増していっている。その好例は、２０２０年からはじまった新型コロナウイルスの感染拡大において「自粛警察」という言葉が流行したことである。そこでは政府による感染防止のガイドラインを超えて、少しでも感染リスクのある行動を「自粛」することを強制するように、人々が相互に監視しあうような空気が生まれていった。「多様性」を認めようという表向きの掛け声とは裏腹に、協調性を乱すものは厳しく排斥されているのである。

中井やべてるの家の臨床哲学にならえば、異質なものをリスクとして排除するのではなく、それと共存できる世界を実現していくことが必要なのではないだろうか。症状をなくすことを目的にするのではなく、それを活用しつつ共生していく道をさぐること、ここに「脱・家畜化」のヒントがあるのかもしれない。

コラム2

中井久夫の「寛解過程論」

中井久夫のもっとも重要な業績はいわゆる「寛解過程論」と呼ばれる、1970年代の初めにいくつかの論文にまたがって発表された理論である。中井は1997年3月に神戸大学医学部でおこなった「最終講義」でもこの理論について語っている。[01]

中井によると、統合失調症は単一の原因に帰することができない症候群で、生理的、社会的なさまざまな条件が複合的に作用して進行するプロセスである。その条件の一つひとつは決して特殊なものとはいえないが、それが不幸に折り重なったときに発症へと至るのだという。

通常であれば、私たちの心身が過剰なストレスに対して警告を発し、心身のシステムが修復不可能になる前に休息をとらせるように働くのに対して、統合失調症になるプロセスにおいてはなんらかの事情で心身の警告をキャッチすることができない。その結果、ストレスがある限度を「突破」してしまったとき、心身はその柔軟性を失い、木の枝が裂けて折れてしまうように、回復が困難になってしまう。つまり、統合失調症の発症とは、心身のシステムを修復できなくなったときに生じる特異的な反応なのである。

中井はその発症のプロセスを「ゆとりのある（余裕の）状態」「無理の状態」「焦り（と不安）の状態」とに分けて説明している。通常私たちは、「余裕の状態」と「無理の状態」のあいだを行き来しながらなんとか日常生活を送っているということができる。そして、ときおり「焦りの状態」へと陥るが、多くの人たちの場合はここで風邪などの病気に罹ったり、不慮の怪我に見舞われたり、あるいは周囲の者がうつ状態に気づいて助けてくれたりと、なんらかの形でこの先のプロセスにまで発展することが防がれる。

しかし中井によると、統合失調症を発症する人は、ストレスを身体や情緒面へと表出することができないまま溜め込んでしまい、あるときにストレスが心身の修復力の閾値（ポテンシャルの壁）を突破してしまう。この後戻りの許されない「突破」によって統合失調症のプロセスがはじまり、特異な思考様式と精神的症状があらわれる。

この時期を中井は「発病時臨界期」と呼ぶ。現在の診断基準において「統合失調症」とみなされる条件がそろい、周囲の者たちが異変に気がついて医療機関に繋げるのはこの時期である。一般的な意味での「発病」はこの時期であるといってよい。そして「発病時臨界期」と次の寛解期への転換点である「回復時臨界期」に挟まれた期間が、いわゆる「急性精神病状態」と呼ばれている時期である。

中井は、発病がこのプロセスにおける「山場」であり、患者が医師に出会うのはつねに頂上においてであると述べている。そしてそこから、薬の力も借りながら次のプロセスへと移行していく。この回復に向けた第二の転回点が「回復時臨界期」である。

回復のプロセスのはじまりである「寛解過程前期」は、急性期とは対称的に精神的な症状が沈静化する時期である。言語活動が低下し、消耗感、集中困難など陰性の症状が前景に立ってくる。このような沈静化は、それまでのプロセスにおいて多大なエネルギーを消耗しきったためである。その反面、それまで表出されなかった身体症状があらわれるようになるという。

また、この時期には独特な隔離感である「繭につつまれた感じ」が患者や治療者を包み、病気の回復を促進するという。しかし、精神的な症状が消失しはじめると、それまで張り詰めていた治療者の側の緊張もゆるむことがあり、知らぬ間に患者の状態を見失ってしまうことがあるという。このとき、患者の側は「導きの糸」を失ったように感じ、そこから慢性化した状態に陥ってしまう危険性がある。それゆえに治療者は、表出されない患者の状態を把握する必要があるのだが、そのために中井が用いた方法は絵画などの非言語的な手段を用いたアプローチであった。

「寛解過程後期」になると少し「余裕」もできてきて、季節の移り変わりなどの情緒を含んだ言語表現も活発になってくる。やがて、「社会復帰」が問題となる時期になるが、ここで中井は、無理に就労などを進めようとする支援に対して戒《いさ》めている。それは「焦りの状態」へと逆戻りさせることになりかねないからである。

そうではなく、患者自身から自然に生まれてくる活動を通して、思いもがけないような形で社会とのつながりが回復されていくことがあるという。中井は、これらの探索活動は「宇宙」の再建に関わるものである以上、それは、医師ではなく、彼ら自身によってなされるべきであると述べている。

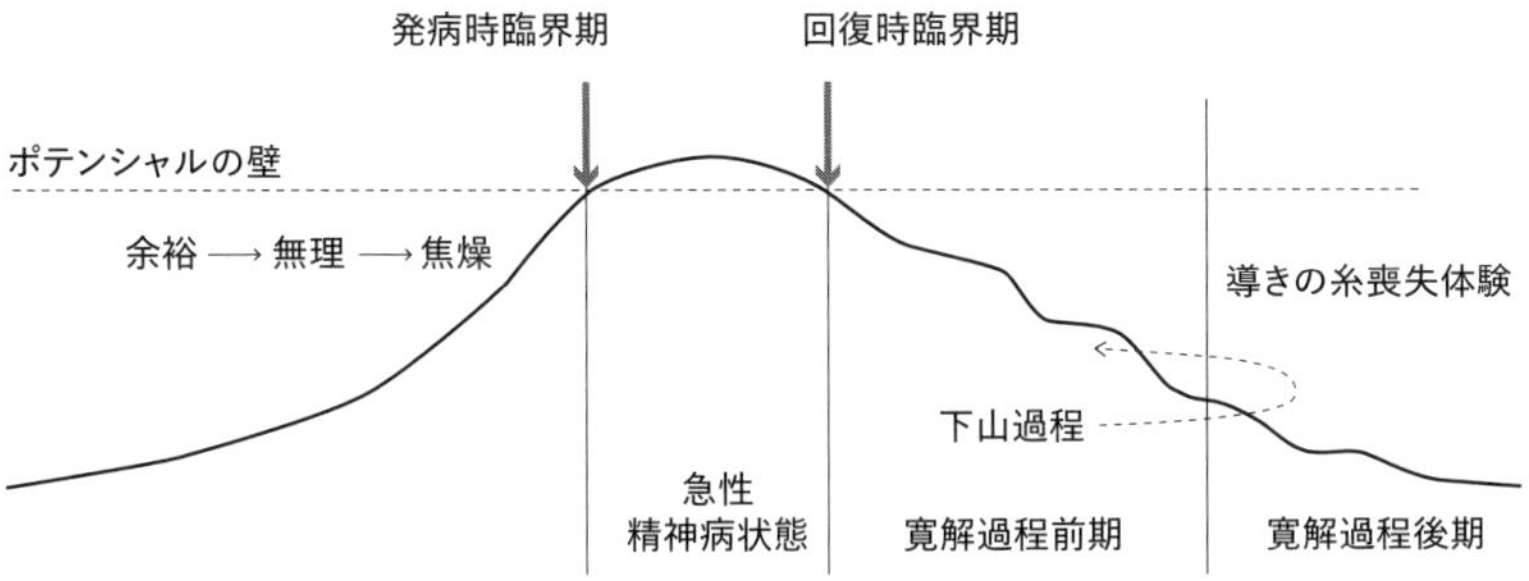

登山の比喩をなぞった「寛解過程論」の図[02]

Ⅲ

精神のエコロジー

第7章

精神のエコロジーにむかって

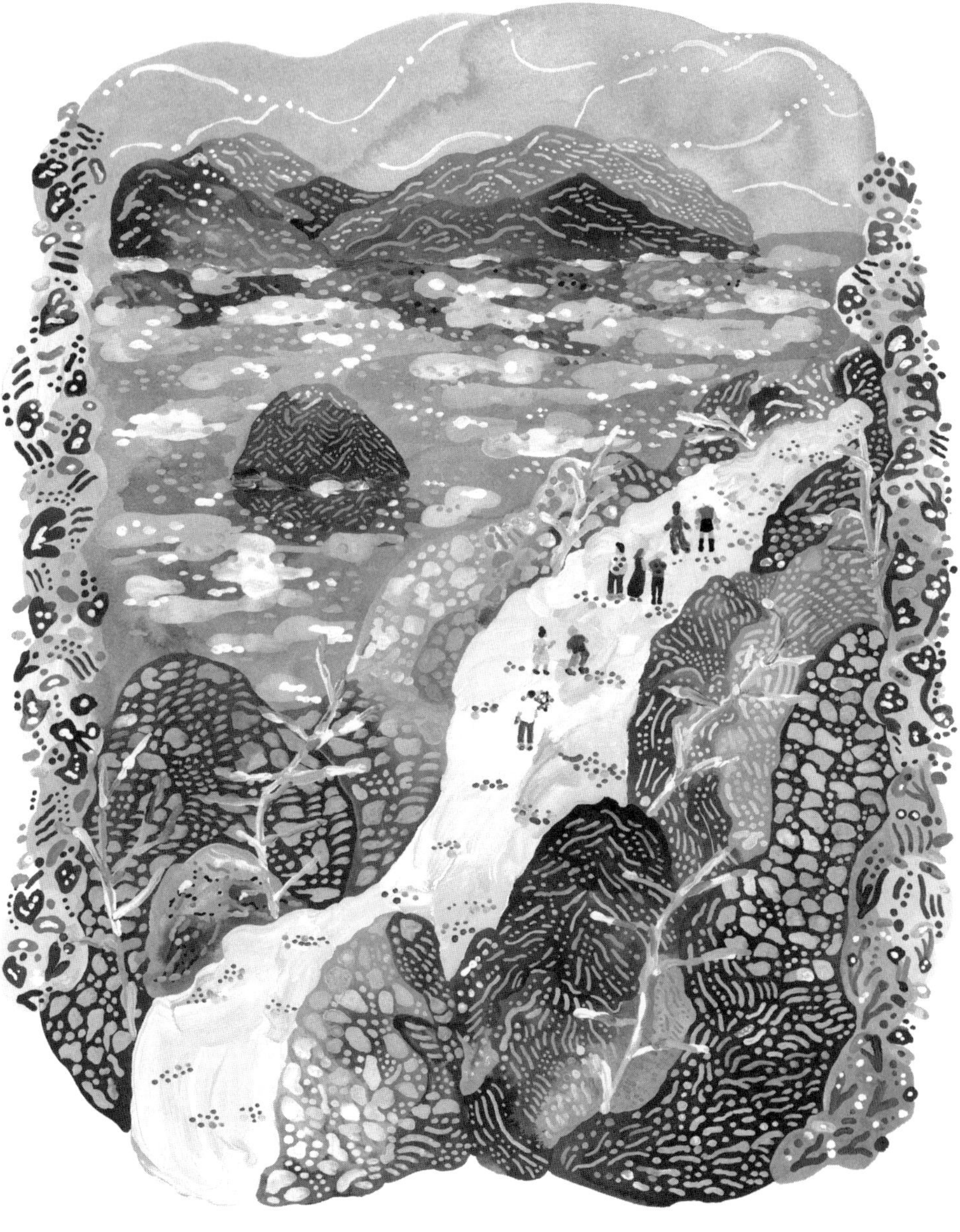

これまで精神医療を主題としてR・D・レインや中井久夫の思想、べてるの家の「当事者研究」の実践をみてきた。そして、それらには共通して、精神を一種の「エコロジー」としてとらえる思想が見出された。ここでいうエコロジーとは「生態系」、つまり自然界において個々の生物種のあいだの相互に依存しあった複雑な関係からなるシステムのことである。

人間の心も身体も、自然界の生態系も、それらが壊されるのは一瞬であるが、修復されるには長い時間がかかる。破壊は外的要因によるものが多いが、それらの治癒や回復は、内的要因の長く地道な働きをつうじてしか達成されない。たとえば、シマフクロウのいなくなった森に何羽のつがいを放したとしても繁殖は望めない。彼らがふたたび繁殖をはじめるのは、破壊された森の生態系が回復したときである。つまりシマフクロウだけに働きかけても無駄なのだ。いくつもの生物種が互いに結びつきあう生態系全体の修復を進めなければならない。

人間の身体や精神についても同じことがいえる。ふくらはぎの肉離れであれば筋肉の一つひとつの組織が、精神疾患であれば心のなかの一つひとつの記憶が、互いに結びつきあいながら回復が進んでいかなければならない。見守る者は、周囲との関係やタイミングを見計らいながら、その内部で修復が進むのを支えるしかない。これは中井が「寛解過程論」のころから繰り返し述べていたことである。

このような観点から人間の精神と自然の生態系を並べたとき、両者のあいだには共通する論理、いわば「生態系の論理（エコロジー）」がある。そうであれば、これまで取り上げた精神医療の「エコロジカル」な観点は、本来の「エコロジー」、つまり自然生態系の問題をとらえる観点としても有効なはずであり、その逆も成り立つ。

本章では、これまで紹介した精神医学や心理学の議論が、環境問題や生態学をめぐる議論とどのように関連しているか、両者のあいだはエコロジーという観点からどのように結ばれるのかを考えてみたい。

「ネクサス」と「自然」

そもそも精神医学が対象とする患者の精神的症状は、自然科学的な方法論が適用される物質的・身体的現象とは異なり、文化や社会制度と直接・間接に深く関わるものである。精神科医は、内科や外科のようにＣＴスキャンや顕微鏡を使うことなどによる「客観的」な観察にもとづいて症状を評価することができず、患者の言葉から、つまり患者の「主観的」な認識をつうじて症状を評価することしかできない。つまり精神医学は、その性質からして「科学」とは異なる側面をそなえている。

それでも精神医学はこれまで自然科学的観点を重視し、その観点から症状の原因を特定し、それに効果的な薬物を見つけることで、精神医療を発展させてきた。ここで述べた自然科学的観点というのは、すなわち、人間の身体が工学機械と同じく物質的メカニズムであり、精神疾患はそのメカニズムに異常が起こることで生じ、治療は異常の原因を除去することにある、とみなす機械論的な観点である。先進諸国で1970年代までおこなわれてきたロボトミー手術は、その象徴的な例である。

当時、そのような精神医学の観点に異議を申し立てたのが、第4章でも述べた1960年代から欧米や日本に広がった反精神医学であった。一般に反精神医学については、その「社会が病気をつくる」という主張により、同時代に世界中に広まっていた反権力・反国家的な社会運動との関連からとらえられたり、また精神医療の領域でも「閉鎖病棟からの解放」といった患者の権利回復の観点から評価されたりすることが多かった。しかし、本書の主題との関連からみれば、反精神医学で注目するべき点は、その「自然観」である。

反精神医学の旗手たちによれば、精神病（特に統合失調症）とは、主体の精神内における「自然なプロセス」あるいは「自然治癒過程」の進展が「社会制度」や「精神医学」によって人為的に停止させられることに由来するとみなされる。そのなかでもレインは、精神病とは、なんらかのきっかけで傷ついたり壊れたりした患者の自己が、外的世界（現実社会）から精神世界（内的世界）へと出立することであり、逆に治癒とはそこで再生した後に外的世界へ帰郷することであると考えた。

〔精神病とは〕潜在的に自然なプロセスの、一つの挫折型なのです。[01]

人類史上われわれの時代ほど、分裂病というレッテルを貼られた人々のうちのある人々をまきこんだこの自然治癒過程と接触を失った時代はありません。[02]

そのようなプロセスにおける「自己」は、他と無関係に孤立してあるのではなく、家族や友人などの集団のなかで、それぞれの他者たちと外的世界で結びつくとともに、互いの内的世界でも結びついた「ネクサス（関連形成体）」としてある。

> ネクサスの統一性は各人の統合の内部に存在します。こうした統合作用《アクト》はすべて、同じネクサスの内部にある他のすべての統合と相互の内面性によって結ばれています。ある内面が他のすべての統合の内面でもあるという限りにおいて、そのように結ばれているのです。このネクサスの統一性は各人が複数の統合から生み出した統一なのです。[03]

このような説明はわかりにくいかもしれないので、例をあげて説明しなおそう。

たとえば私が現場の一労働者として働いている大企業の社長と私のあいだには、「社長と社員」という形式的関係のほかに何もない。しかし現場でふだんから親しく話を交わしている仕事仲間の同僚たちや、私の身内である家族の者たちのような、私と親密な関係にある人々とのあいだには、互いに相手の思いを感じ取ることができるような、内的世界の結びつきがある。

したがって私は、社長が病気になれば「この会社は潰れてしまうのか、私の仕事はなくなるのか」と自身の身上を心配しても、社長の病状を自分のことのように心配することはない。しかし、現場の仕事仲間の子どもが病気になれば、「彼はどれほど心配しているだろうか」と現在の彼の気持ちを推しはかり、彼の息子に起こった出来事を自分のことのように心配するだろう。

後者のような関係からなる総体（ここでは家族や仕事仲間）がネクサスである。そこでは自己と他者の区別があいまいになり、他者の受けた苦しみや喜びを自分のこととして感じる、情動をともなう共感的関係がある。

このようなネクサス（たとえば家族や組織）は自己を内側から支えると同時に、自己の外側にいる仲間たちに支えられることで成り立つ。それは精神内の「われわれ」として他者である「彼ら」を受け入れたり赦《ゆる》したりする原因にもなれば、「彼ら」への激しい憎悪と暴力を引き起こす原因にもなる。

そしてネクサスがあまりに過度な要求を自己に課したり（たとえば、職場の仲間に迷惑をかけないために休みもなく働く）、ネクサスと自己の関係が切れたりすると（たとえば、信頼していた仲間から裏切られる）、自己は外部と内部の両方で居場所を失い、その狭間《はざま》をさまようことになる。しかし、そこで新たなネクサスを再構成することができれば、ふたたび自己は外部と内部の両方で居場所を獲得する。この一連の出来事が先に述べた「旅」であり、「自然治癒過程」である。

このような反精神医学の観点をまとめるなら、こうなるだろう。

人間の精神（自己）は、その外側にある客観的な社会関係が精神内に主観的な仕方（言い換えれば、その関係を構成する人々や要素への情動や感情がともなう仕方）で反映された、ネクサスに支えられている。自己とネクサスの関係が破損した場合も、それが回復されるプロセスが存在する。

そのプロセスは「自然」な治癒過程であり、機械論的な観点に立つ主流精神医学は、その「自然」を無視するどころか、逆にその治癒過程を阻害する——というものである。

ネスと「ディープ・エコロジー」

反精神医学の思想は精神医療のみならず社会運動にも影響を与えたが、ほぼ時を同じくして、自然環境問題の領域で起こったのが「ディープ・エコロジー」と呼ばれる運動である。あまり指摘されることはないが、この両者は互いに領域も方法論も異なるものの、基本的な考え方はきわめて似ている、というより同じ観点に立っている。

一般にディープ・エコロジーは、「野生動物の権利を人間と同等もしくはそれ以上に高く評価し、人間は存在そのものが悪であって絶滅するべきとみなす極端な思想」ととらえられているようだが、そこには多くの誤解が含まれている。特にディープ・エコロジー運動の提唱者であるアルネ・ネスの思想は、そのような誤解された主張から大きくかけ離れている。

アルネ・ネスは、ウィーン学団でウィトゲンシュタインの論理哲学を研究し、1939年に最年少（27歳）でオスロ大学教授に就任した哲学者であり、後にローマ・クラブのレポート（1972年）に衝撃を受けてからは「ディープ・エコロジー」を提唱した環境思想家として知られる。それとともに、1950年にノルウェー隊を率いてパキスタンのティリチミール山

（7708メートル）を初登頂した著名な登山家である。1970年にノルウェー政府のダム開発計画に反対する市民運動を主導し、計画が撤回されるまで予定地の滝の岩に身体をくくりつけて離れず、その後の北欧の環境運動に大きな影響を与えた筋金入りの環境活動家でもある。

「ディープ・エコロジー」という用語は、ネスの論文「浅いエコロジー運動と深く長期的なエコロジー運動」[04]に由来する。そこでネスは、当時すでに世界中で起こっていたエコロジー思想をふたつに分ける。ひとつは「浅い（シャロー）エコロジー」、すなわち先進諸国の人間の健康と豊かさを維持することを目的に、その手段として自然環境汚染や資源枯渇を防止するという思想である。

もう少し具体的に言い直すならば、「浅いエコロジー」は、先進諸国の資本主義的な経済発展を維持するために、現在の資源開発や環境汚染を科学的・技術的に管理しようとする観点に立つ。これは「持続可能な開発」をうたう現在の国連によるSDGs（持続可能な開発の諸目標）の方針につながるものである。ようするに、これは資本主義社会の「大量生産・大量消費」を維持しつつ、さまざまな法規制や新たな環境テクノロジーにより、自然環境を保全しようという考え方である。

しかしよく考えてみれば、自然環境の破壊はそのような社会体制が引き起こしたものであるにもかかわらず、それと同じ社会体制によって自然環境が維持されると考えるのは、かなり無理のある話である。それは夫による家庭内暴力の被害に苦しんでいる妻に対して、加害者である夫が「私が君の苦しみを取り除こう」と言うようなものだからである。

そこでネスは、もうひとつの思想、つまり「深い（ディープ）エコロジー」を提唱する。すなわち、人間とともに他生物種の生命にも固有の価値を認めることにより、人間と地球環境をひとつの「生命圏」としてとらえ、それを保全しようとする思想である。そのためには全人類が現状の文明や精神のあり方を根底から見直す必要があり、言いかえれば意識や価値観を根本的に変革する必要がある。

その変革の核心にあるのが、ネスが「エコソフィ」と呼ぶ新たな世界認識と知のあり方である。

それは「生命圏」を直観的に認識する能力であり、「自己と他者」「自然と人間」という区分から離脱し、自己を全生態系（生命圏）の一部としてとらえる知性である。そのような認識の変革を経験することにより、人々の世界観と価値観が変わると、人々はおのずと自然と共生する社会を望み、ディープ・エコロジー運動の担い手となっていく、とネスは考えた。

ネスはそのようなエコソフィのあり方について、幼児の心理的発達の事例（幼い子どもはケーキをひとりで独占しようとするが、大きくなるにつれ家族や友人を自己と一体の存在とみなすようになり、ケーキを分け合うようになる）をあげながら、自然環境問題をその延長線上にあるものとして、次のように説明する。

> エコソフィの見方は、自分自身の自己がもはや個人的な自我や有機体により十分に境界が定められないほどの深い一体化を通じて発達する。人は自らが生命全体の真正な一部であると経験

する。各々の生物が目的そのものとして、原則的には自分自身の自我と対等の立場にあるものとして理解される。またそれは——ブーバー（M.Buber）の用語を使うならば——「我－それ」の態度から「我－汝」の態度への移行を含んでいる。[05]

反精神医学とディープ・エコロジーを結ぶもの

このようにみると、ネスのディープ・エコロジーの思想は、驚くほどレインの反精神医学の思想と同じ観点に立っていることがわかる。両者にとって、精神病と環境問題というふたつの領域において、問題がつくりだされる原因は、既存の社会体制とそれを支える世界観にある。そして、そのような社会体制と世界観にもとづいて、「主流精神医学」は脳や神経に原因を見出し、「浅いエコロジー」は資源管理や開発規制の法制度に原因を見出し、問題に対処しようとする。しかし、それらは原因をとらえそこなっているので、事態はより悪化する。

というのも、それらの方法論は「自己と他者（たち）」「人間と他の生物種」を区分する世界観にもとづいているが、現実には、自己は他者たちと結びついた「ネクサス」の一部であり、人間はあらゆる生物種と結びついた「生態系（エコロジー）」の一部だからである。そして真の問題は、精神病においては自己も含むネクサスの破壊に、環境問題においては人間も含む生態系の破壊にある。

そうであれば、それぞれの破壊からの回復は、精神疾患においては患者の自己を含むネクサスが再生されること、環境問題においては人間も含む生態系が再生されることにほかならない。したがってそれらの再生を実現するためには、「自己と他者（たち）」あるいは「人間と他の生物種」を一体のものとして認識する世界観が必要となる。そこから目の前の問題をつくりだす原因となっている既存の社会体制、ひいてはそれを支える世界観が打破されなければならない［表1］。

レインとネスの思想がこのように対称的関係にある理由はどこに

	反精神医学（レイン）	ディープエコロジー（ネス）
目の前に現れた問題	精神病（スキゾフレニー）	自然環境問題
本来の原因	既存の社会体制とそれを支える世界観	
既存の方法論	既存の世界観にもとづく「主流精神医学」	既存の世界観にもとづく「浅いエコロジー」
既存の認識	脳や神経の病理	資源管理の手法や開発規制の不備
本来の問題	自己を含むネクサスの破壊	人間を含む生態系の破壊
必要な世界観	自己と他者が区別されない世界観	人間と他の生物種が区別されない世界観

表１　反精神医学とディープ・エコロジー

あるのだろうか。筆者のみるかぎり、それは「自己」について両者が同じとらえ方をしていることに由来すると思われる。

レインにおいて「自己」は、内的世界における自己が他者たちと一体化した「ネクサス」に支えられており、それは家族や友人との親密で共感的な関係が拡大したものととらえられる。ネスにおいて「自己」は、内的世界における自己が他の生物種たちと一体化した「生態系（エコロジー）」に支えられており、それもレインと同様に家族や友人との親密で共感的な関係が延長されたものととらえられている。

簡潔にいえば、レインの「ネクサス」は精神内における「生態系（エコロジー）」に、ネスの「生態系（エコロジー）」は外的世界における「精神」に相当し、両者は互いに反映しあう関係になっている。

実際、レインは精神病患者が内的なネクサスを再生するプロセスについて、人間以外の生物や鉱物も含めた世界と自己の関係を結び直していく過程として説明している。

この旅は次のようなものとして経験されます。つまり「内」へ向っての絶えざる進行、人間の個人の生活を貫ぬいての遡行、そしてすべての人類の、原初的人間のアダムの経験への、そしてまたおそらく動物植物鉱物であることへの遡行貫通超越として経験されます。[06]

他方、ネスはエコソフィについて、北米先住民（いわゆるインディアン）などのアニミズム的世界観を例にあげて説明しており、そこでは自然と人間、物質と精神が区別されずに結ばれ、自然を傷つけることが自分自身を傷つけることと同じように感じ取られていることを紹介している。

カリフォルニアのインディアンたちは、アニミズム的な神話をもっており、〔…〕彼らが空腹になると、兄弟であるウサギは結局なべに入れられる。「兄弟は共同体の一員である。でも、ああ何と栄養たっぷりでおいしそうなんだ！」——このような感嘆にはあまりに気取りがない。諸々の文化における狩猟を取り巻く複雑なしきたりは、人々がいかに緊密に他の存在者に結びついているると感じているか、そして私たちが他のものたちを傷つけるとき、私たちはまた自分自身をも傷つけていると感じることがいかに自然であるか、を例証してくれる。[07]

外的「環境」と内的「精神」の結合条件

このように、レインの「反精神医学」における精神内の「ネクサス」は、ネスの「ディープ・エコロジー」における自然環境の「生態系」と相互に対応関係にある。そうであれば、人間精神のうちに外的環境を、外的環境のうちに人間精神をとらえる新たな学術的方法論が見出されたはずではないか、と想像することもできる。しかし実際には、レインは精神疾患と環境問題を結びつけて考えていなかったし、ネスは環境問題を精神疾患と結びつけて考えてはいなかった。

現在からみれば、当時はまだ精神疾患と環境問題を結びつけて考察するさまざまな条件が欠けていたことがわかる。その条件のひとつは、外部の環境と内部の精神を媒介する領域、つまり両者のあいだで「文化」が果たす役割についての知見である。

というのも、もし人間精神のうちに自然環境が学術的に観察されるとしたら、それは自然観や神話、物語といった「文化」的な形でしかありえないからである。逆に自然環境のうちに人間精神が見出されるとしたら、それもまた自然崇拝や農作方法などの「文化」という形でしかありえないからである。この点については次節でもう少しくわしく扱うことにする。

もうひとつの条件は、個々の人間と自然界を結ぶ別の領域、つまり「社会」や「制度」が果たす役割についての知見である。レインとネスはそれぞれ、資本主義や国家主義、科学などの近代社会に行き渡っている制度が、精神疾患と環境問題の原因になっていることを指摘し、個人が新たな認識を得ることによってそれらの制度——レインは主流精神医学（精神医療）という制度から、ネスは資本主義（工業生産）という制度——から解放される道筋を示した。

しかし既存社会の側からみれば、そのような道筋は既存の社会制度に従わない「反社会的」な危険思想、あるいは既存の社会制度から逸脱した「非社会的」な思想とみなされる。実際、その後の歴史でレインの反精神医学が主流精神医学を転覆させるに至らなかったのも、ネスの「深いエコロジー」思想が既存の環境政策（浅いエコロジー）を刷新するに至らなかったのも、そのあたりに理由があるように思われる。

ここで補足すると，私見ではレインとネスはともに，外的環境と内的精神の結合を，宗教的直観や神秘的体験のような無媒介の直接的融合としてとらえていたと見受けられる。しかしそれは，後の章で述べるように，科学的な根拠を重視する立場からは根拠を欠いた主観的経験に過ぎず，近代において「妄想」や「狂気」と同一視されるようになった認識＝経験である。したがって当時の彼らに欠けていたのは，それを学術的に観察可能な客観的対象とするための方法論だったと考えられる。

文化をあつかう精神医学

近年，精神と自然環境とを包括的にとらえうる思考枠組みは，文化人類学の影響を受けた文化精神医学という領域として姿をあらわしている。

19世紀後半から現代にいたるまで主流の精神医学は，生理学や神経学などのモデルに依拠し，それを普遍的モデルとみなすことによって，精神医学を「科学」として成立させようとしてきた。しかし実際には，精神疾患は文化によって表現形態がさまざまであるどころか，文化によっては同じ状態が「疾患」とみなされないこともある。そこで第二次大戦後には，近代西欧の病理学大系を「普遍的モデル」とみなし，土着のローカルな病態を「変種」とみなす観点から、文化ごとの病態の違いを研究する比較精神医学や文化精神医学という分野が生まれた。しかし1970年代、西欧の精神医学モデルが生物学的基礎をもつ「純粋」な病態であり、各地域の文化はそれを歪める「交雑物」とみなすこれまでの観点では、多様な事例をとうてい理解できないことが認識されるようになった。

そこから1950年代から60年代にかけて、カナダではマギル大学でエリック・ウィットカウアーらにより多文化間精神医学プログラムが創設されたり、フランスではジョルジュ・ドゥヴルーらによる民族精神医学（エスノプシキアトリ）が生まれ、近代西欧の精神医学を文化の観点から相対化する動きが起こった。また同時期にレインやクーパーらの反精神医学やバザーリアの精神医療改革運動の影響により、患者の主観的世界を理解する必要性が認識されるようになった。さらに、文化人類学による非西欧地域の伝統的医療を対象とする研究が進み、そこから「医療人類学」が登場し、西欧の精神医療のあり方も問い直されるようになった（このあたりの経緯については江口重幸が論じている[08]）。

それらの流れが合流した1970年代から80年代にかけて、精神医学は人文学（文化研究）ときわめて密接に結びつき、そこから人類学的精神医学の潮流があらわれ、主流精神医学の「科学」的なあり方に大きな疑義が差し挟まれることになった。

そうした流れ（反精神医学も含む）に共通するのは、まず何よりも、精神疾患あるいは人間精神を、たんに生理学的機能の結果としてではなく、文化や社会と密接に結びついて構成されたものとしてとらえる視点である。言い換えれば科学的とみなされる精神医学モデルの普遍性ではなく、狂気や蒙昧とみなされる患者自身の「主観性」にもとづいて病理を理解しようとする視点である。

次にその主観性を、その外部にある社会や文化と深く結びついて構成されたものととらえる視点である。それは精神をミクロコスモスとして見る観点、つまりひとつの精神の内部にその外部環境を見出す視点と言い換えてもよいだろう。第3章であげた中井久夫の『治療文化論』（1983年）もまた、その流れのメルクマールとしてとらえられる。そして内部としての精神と外部としての環境を媒介する領域として「物語（ナラティブ）」に着目する研究の発展も、その流れを継承するものといえるだろう。

社会生態学と文化人類学

ここで、少し脇道に逸れるように思われるかもしれないが、自然環境問題と文化人類学との関わりについて述べておく。精神医学とエコロジーをつなげるために必要だからである。

生物多様性問題をはじめとする自然環境問題に関連する研究領域は、ここで述べた文化精神医学に遅れながらその歩みを追いかけている状況にある。

遅れることになった理由には、環境への関心が「公害」を出発点としており、そこでは「自然」と「社会（人間）」をするどく対立させる図式で問題が理解されたことにある。そこでは守るべきものとして、主に人間の手が入らない「一次的自然（野生の自然）」が重視されたが、「里山」のような人間の手の入った自然は「二次的自然」と呼ばれ、長らく保全対象として想定されてこなかった。

しかし2000年代に入ると、地球上のほとんどの自然環境が二次的自然であることが明らかにされ、その重要性が認識されるようになった。そして2010年代後半には自然環境保全に果たす文化の役割がクローズアップされ、従来は自然科学一辺倒であった生態系研究の分野に、自然環境と文化・社会との相互作用を研究する「社会生態学（ソシオエコロジー）」と呼ばれる分野が確立された［★］。

1990年代以後の日本で発展した「里山研究」も、現在は国際的に社会生態学が確立されることに寄与している。また、近年の国際環境政策における方針転換（たとえば2020年にIPBESが打ちだした自然環境を支える伝統的文化を保全することを重視する政策への転換）も、社会生態学の知見が急速に広まった結果といってよい。

このような近年の動向に重要な役割を果たしているのが文化人類学であり、特にブルーノ・ラトゥール（239頁コラム3）らの「アクターネットワーク理論（ANT）」に代表される、自然と人間を連続するものとみなす新しい方法論である。[09]

文化人類学は、もともと自然共生型の非西欧的な伝統社会を対象に、現地の人々の自然と人間を区分しない伝統的世界観を研究してきた知見があることから、自然環境と人間の関係を考察するために最も適した文系学術分野といってよい。なかでもラトゥールらのANTは、自然と人間を区別しない観点にもとづいて西欧近代社会を見つめなおす方法論として考案され、研究対象を自然・文化・社会のさまざまなネットワークの中で分析するものだった。そのためにANTは、文化・社会と生態系の関係をとらえ直す社会生態学にとってきわめて有用な手段として用いられ、社会生態学の急速な発展を支えることになった。

20世紀終わりごろから21世紀初めにかけて、日本の里山研究など「二次的自然」の研究の発展もあって、生態系と人間の社会や文化との関係が注目されるようになり、しだいに生態系と文化や社会が切り離せない関係にあることがわかってきた。

実際、里山などの「二次的自然」は、人間によって改変されながら、他方でその生態系の側も文化や社会によって支えられている。たとえばトンボやゲンゴロウ、ドジョウといった生物種は、水田耕作に適応した生物種である。マツタケは、肥料集めのために落ち葉かきがおこなわれる山にあらわれる菌類である。そこには人間と一部の生物種のあいだに、クマノミとイソギンチャクのような共利共生の関係がある。

このような人々の生活とともに育まれた自然環境の生態系は、自然崇拝の宗教やアニミズム

[★]ちなみに、ここで社会生態学と呼ぶ学術領域は、20世紀前半のアメリカ社会学において、アーネスト・バージェスらによって創始された、生物生態学の研究手法を参照して都市環境と人間社会の関係をとらえる研究領域としての「社会生態学」とは異なる。同じ名前でややこしいため、誤解がないように一言申し添えておく。

文化によって守られてきた側面がある。実際、先に述べたように近年の国際環境政策は、急速に「文化」を重視する方向性に転換している。というのも、生物多様性の宝庫である地域のほとんどは南米や南アジア、アフリカなどの発展途上国に集中しており、その生態系は非近代的な生活を営む人々の伝統文化とその宗教的世界観によって遠い昔から維持されてきたからである。したがって、そのような地域の生態系を保全することは、その地域の人々の文化を保全することと同義であることは明らかである。

いまや生態系が人間以外の生物たちの世界として認識される時代は終わりつつあり、人間と生物の相互関係を含んだ世界として認識される時代に移行

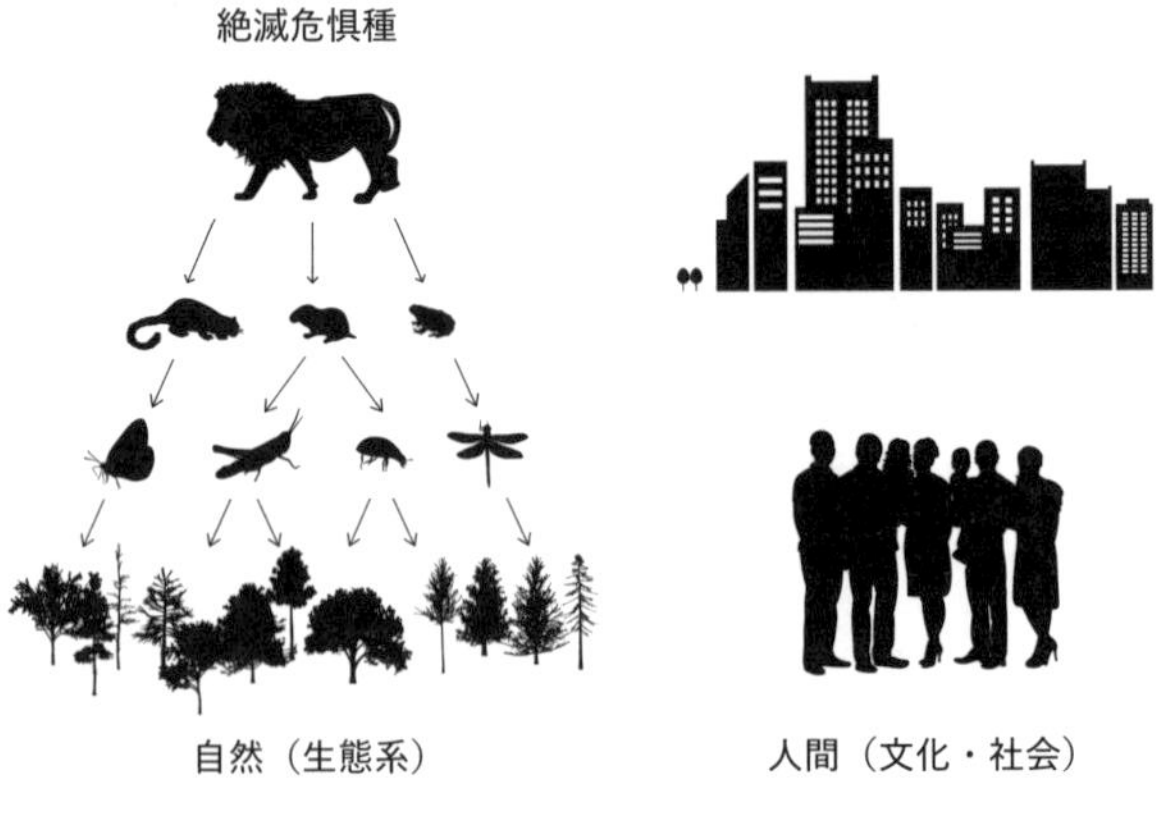

図１　自然と人間を別々にとらえる観点

してきている。

そこから生物種についても、他の生物種との関係を調べる従来の生態学の観点［図1］から、他の生物種だけでなく人間の文化や経済、社会との関係も含めて理解する新たな観点［図2］が必要とされるようになった。言い換えれば「自然（生物種・生態系）」と「人間（社会・文化）」について、近代の学術区分にしたがって自然科学と人文・社会科学（いわゆる理系と文系）に分けるのではなく、両者を区別しない学術的観点が必要とされるようになった。

このように見ると、環境問題をめぐる状況は精神医学の歩みを数十年遅れながら追いかけてきたことがわかる。

つまり、かつて精神医学が人間精神の内部と外部（人間社会）の関係を文化

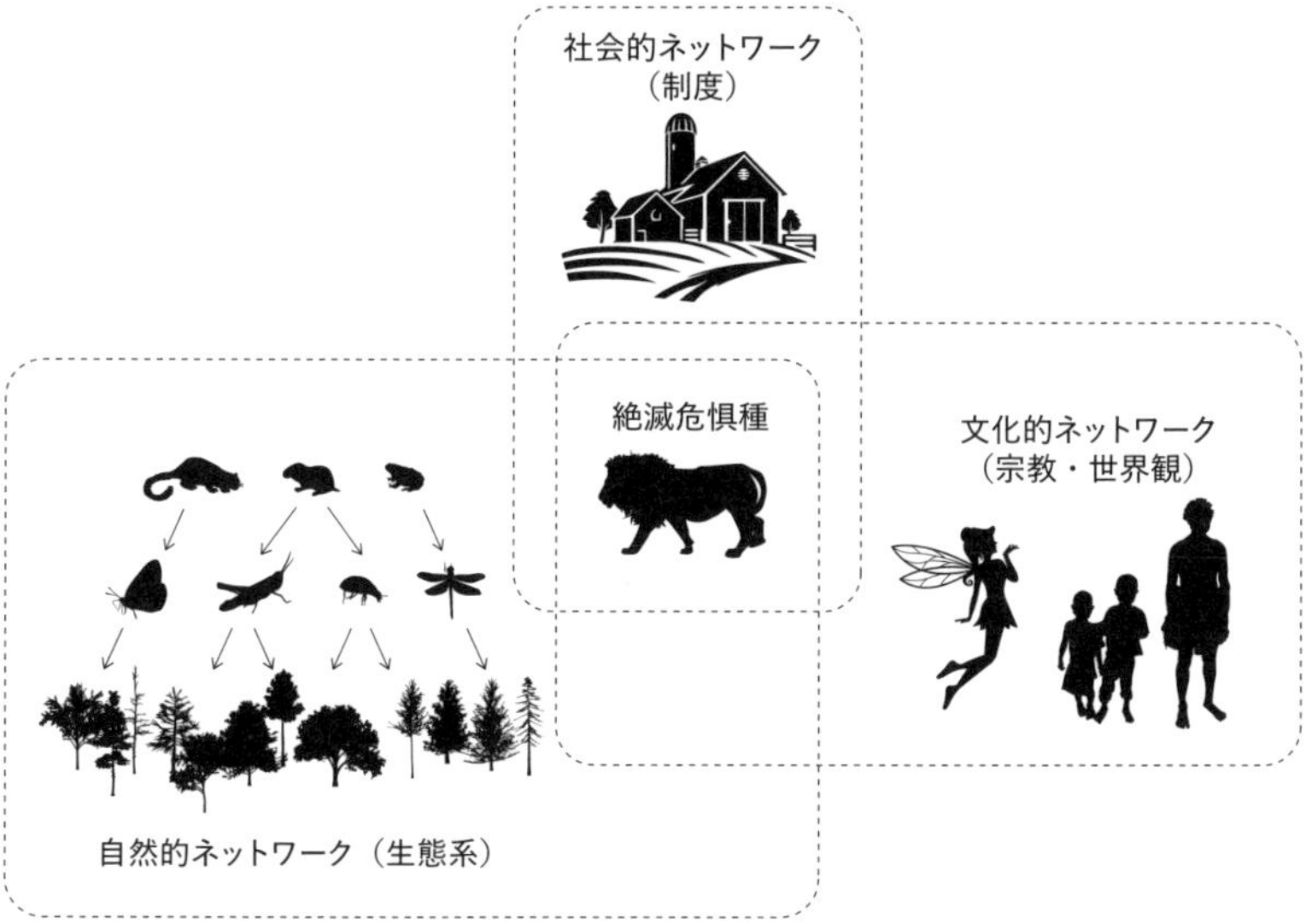

図２　複数のネットワークからとらえる観点

人類学の影響を強く受けながら「文化」の観点から考察したように、近年になって社会生態学は生物界の内部（生態系）と外部（人間社会）の関係を同じく文化人類学の影響を強く受けながら考察するようになったわけである。

精神の生態学（エコロジー）にむかって

ここでふたたび、中井久夫の『治療文化論』[10]を取り上げたい。そこに示されている観点は、精神医学と生態学（エコロジー）を架橋するうえで、きわめて重要だからである。

第3章でも述べたように、中井はこの著作のなかで、精神病理を「普遍症候群」「文化依存症候群」「個人症候群」という3つの側面からとらえる試みをしている。「普遍症候群」というのは文化に左右されることのないユニバーサルな精神病理のあり方で、DSMなどの精神疾患の診断マニュアルで定義されている症状といってよい。「文化依存症候群」というのは、地域や時代による文化的な違いや変動によってあり方を左右される側面をいう（「個人症候群」については後述）。

文化依存症候群には、「狐憑き」のように近代化の進行にともなって文化的条件が変化すると消失したり、「拒食症（摂食障害）」のように新たな文化的条件の出現によって生まれてくる症状もある。中井はこれらを、人々を取り囲む環境世界が大きく変貌して、心との結びつきが崩れてしまったときに生じると解釈している。つまり崩れてしまった環境世界と心の関係を新たな形で修復、再構築するために症状があらわれるのである。

ここで見逃してはならないのは、中井が「狐憑き」などという精神医学でいう「症状」それ自体が問題であるとは考えていないことである。それらの症状はその人が自己と世界との関係（エコロジー）を再構築するプロセスにあらわれるものに過ぎないからである。もちろんこれは他の精神症状についてもいえることで、摂食障害の場合でも、食べないことや食べること自体を問題と考えるより、それによって自己の世界を修復しようとする試みと考えたほうがよい。文化依存症候群においては、このような世界の修復のプロセスがその文化に共有されているイメージを媒介にして表現されるのだが、それが成功するか否かは周囲の者の受け止め方に大きく依存する。

このような考え方は、先に述べた社会生態学のそれと同じものである。

里山研究でよく知られる例をあげると、国内のマツタケの収穫量が戦後一貫して減少し、いまや国外の輸入に依存するようになった事例や、近年の国内問題となっているシカやイノシシによる獣害の事例があげられる。

マツタケやシカも里山の自然環境に適応した生物種である。つまり人々が里山を利用し、維持してきた時代には、マツタケが生育し、シカは一定の頭数に抑えられていた。しかし戦後、都市化と産業化が進み、里山が放置されるようになったために、国内の多くの里山でマツタケは消え去り、シカは増えすぎて畑や街中に姿を現すようになったのである。[11]

近年の新型コロナウイルスのパンデミックも、もともとの原因は産業化を急速に進める中国の内陸部において、従来は人類が接触することのなかった野生動物（ある種のコウモリなど）が人類の生息圏に入り込んだために起こった現象だと考えられている。つまり人間と自然のエコロジカルな関係が崩れるときに、さまざまな問題が姿をあらわす。

里山特有の現象である「狐憑き」も同様の観点からとらえ直すことが可能である。狐は「稲《いな》荷《り》」という農耕神として祀られ、里山の文化とエコロジーを結ぶ重要な役割を担っていた。いや、霊的な観念も含み込んでいるという意味では「コスモロジー」といったほうが適切であろう。しかし貨幣経済の浸透とともにそのような信仰が薄れていくと、「狐に化かされた」「狐にとり憑かれた」という出来事が、そのコスモロジーの歪みを補完するような形であらわれはじめる。それは自然界の神である狐が、人間たちにその歪み（自然への感謝を忘れていること）に気づかせるためにやってくることと同義である。

すでに述べたように中井は、この文化依存症候群についての考察をおしすすめて「個人症候群」という概念を提出している。実のところ中井は個人症候群という概念について十分に説明しているとはいえない。しかしここまでの考察を踏まえると、極度の生きづらさを抱えた人々が、独自のやり方で環境世界と心の関係を結び直すプロセスを意味していると考えることができるであろう。

このような文化依存症候群についての中井の思索を踏まえたとき、「当事者研究」についても新たな視点からとらえ直すことができる。

先ほど狐憑きについて、傷ついたコスモロジーを修復すべく、憑依される人の意識の外から狐がやってくると述べた。これと同じことは現代の文化依存症候群ともいえる摂食障害やリストカット症候群についてもいえる。若者たち自身の意志でそのような行為をしているというよりも、そのような意志に外から取り憑かれていると考えたほうがよいだろう。これは当事者研究でいう「お客さん」と同じことである。

そのように考えると、これらの現象がある種のトランス状態や解離症状と親和的であることも納得できる。つまり、それらは個人の精神や脳といった内部だけに原因が求められる現象ではない。個人の自己と、その外部にある社会や自然とのエコロジカルな結びつき、つまり先に述べた「ネクサス」の解体と修復がおこなわれる領域で起こる現象なのである。

コスモロジーが人間精神の内部とその外部にある世界や宇宙を結ぶネクサスであることを踏まえるなら、当事者研究が個人の精神内に生じる幻聴や妄想を「お客さん」として迎え、仲間たちとともに社会的水準で「お客さん」との関係を結び直すのは、そのようなネクサスを修復する作業であり、新たなコスモロジーをつくりあげる作業であるといえるのではないだろうか。

第8章
精神、文化、自然

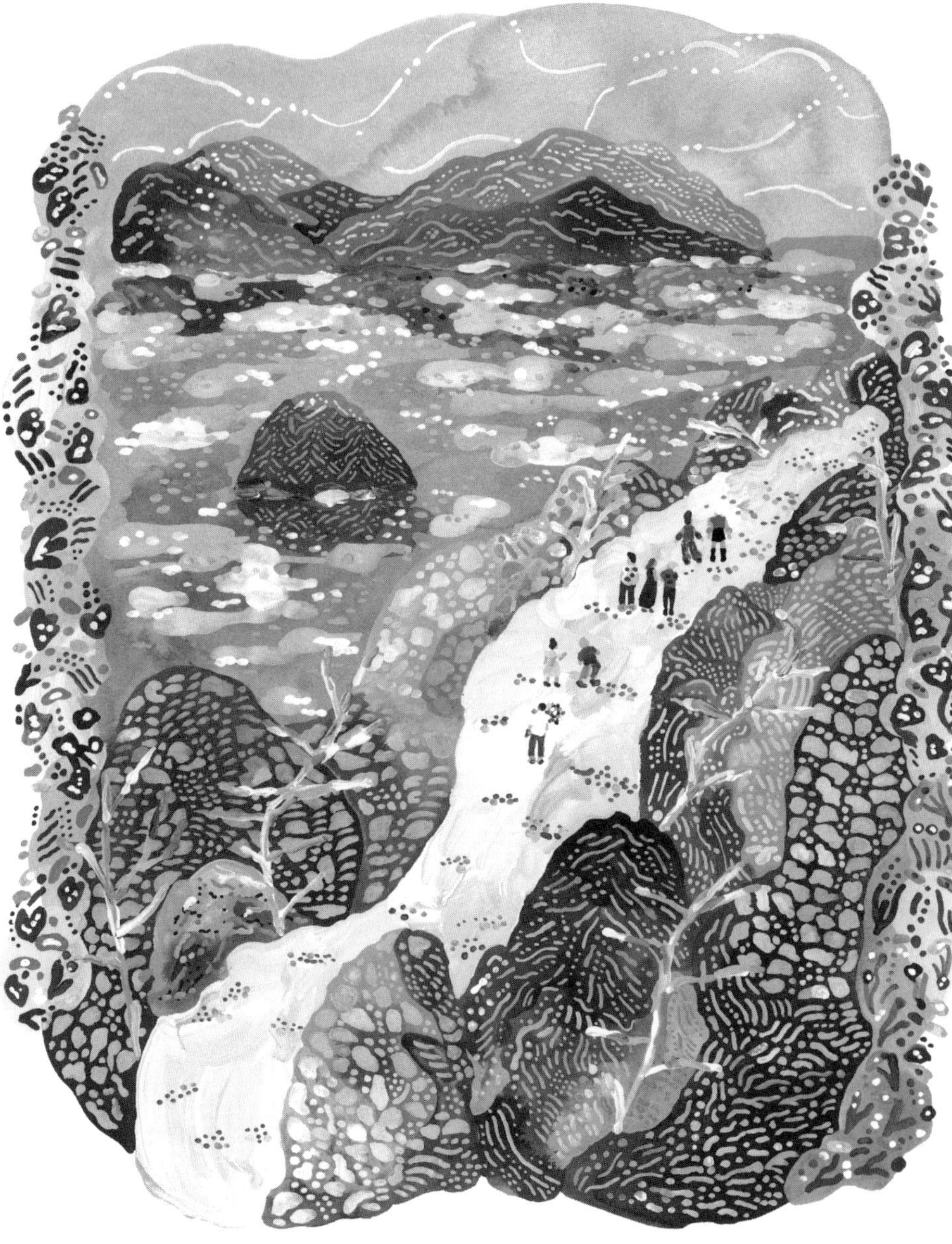

反精神医学とディープ・エコロジーの運動がさかんだったころ、すでにそれらを統合的に論じようとした思想家がいた［★1］。彼は精神疾患、社会問題と環境問題とを同一平面でとらえる思想を探究し、エコロジカルな論理にもとづく精神療法の理論を展開した――それが次に述べるフェリックス・ガタリである。

フェリックス・ガタリという名前は、多少なりとも現代思想に触れた人であれば、ジル・ドゥルーズの名前とともに記憶しているだろう。ドゥルーズは20世紀のもっとも重要な哲学者のひとりであり、21世紀に入ってからますますその影響力を強めている。精神療法家であるガタリは、そのドゥルーズとともに1972年に『アンチ・オイディプス』[01]を出版し、その後の現代思想を牽引した人物である。

この本は副題に「資本主義と分裂症」とつけられていることや、またアンチ（反）・オイディプス（エディプス）というタイトルからも察せられるように、既存の資本主義社会の体制によって精神病理がつくられていく側面と、当時の欧米で勢力を広げていた精神分析理論がその体制に寄与する側面について、批判的に論じたものである。

ドゥルーズとガタリは晩年まで共著を執筆しているが、これまでガタリに対する哲学界の評価は高いものとはいえなかった。それどころか、ドゥルーズへのガタリの影響を「ノイズ」とみなし、その影響を取り除こうとする動きさえあった。

というのも官僚的な哲学アカデミズムを信奉する学者たちにとって、哲学アカデミズムと無縁で政治や社会運動、精神医療の現場で精力的に活動したガタリは、優等生を飲酒や喫煙に誘う不良高校生のように、哲学アカデミズムの「純粋」な哲学研究にそぐわない「不純」な影響をドゥルーズに与えたとみなされているからである。ただし最近では、哲学アカデミズムの内側でもガタリの思想を再評価する動きが始まっており、いずれそのような状況が変わる可能性はある［★2］。

しかし視点を変えて、精神医療の現場から見ると、ガタリの思想はドゥルーズよりもはるかに直接的な実践性をそなえている。特にこれまで本書でたどってきた、反精神医学、中井久夫、当事者研究、エコロジーという思想との関係では、その先にあるものを描き出すためにガタリの思想を無視することはできない。

ここではガタリの精神医療における活動を中心に、彼がどのように精神と社会、自然とが織りなす「エコロジー」をとらえようとし、精神医療と自然環境問題を包括的にとらえる思想を展開したのかを概観していこう。

［★1］当時、精神疾患と社会問題、自然環境問題と統合的に把握する理論を展開した思想家といえば、一般にはグレゴリー・ベイトソンが想起されるだろう。筆者もベイトソンの重要性は深く認識しているが、紙数も限られており、本書の主旨との関連を考えると、残念ながら省かざるをえなかった。ここで読者には、筆者がベイトソンの重要性をけっして無視したわけではないことを伝えておきたい。

［★2］従来の哲学界におけるドゥルーズに対するガタリの影響を過度に取り除こうとする「修正主義」についての批判、およびガタリ単独の哲学的再評価については近年さまざまな議論がみられるが、特にスペインの哲学者カルロス・セゴヴィアによる包括的批判が以下の著作にまとめられているので参考にされたい。
Carlos Segovia: *Guattari beyond Deleuze: Ontology and Modal Philosophy in Guattari's Major Writings*, Palgrave Macmillan, 2025 (Forthcoming).

ガタリと反精神医学

フランスの北中部にある、中世の城のような古い館と広大な敷地を利用したラボルド病院に、ガタリは1992年に亡くなるまで勤務していた。

ラボルド病院は、精神科医のジャン・ウリが、師であるフランソワ・トスケルの精神医学的理念を発展させるべく創設した精神病院である。ラボルド病院は、患者と治療者の区別をできるかぎり取り払い、患者たちと治療者たちのサークル活動を中心とする独自の「制度論的精神療法」を展開していることで知られ、現在も世界中から見学者が訪れる「聖地」となっている。[02]

ガタリは15歳のころに出会ったウリに誘われてラボルド病院に関わることになり、そこで精神分析をおこなったり、必要に応じてソーシャルワーカー的な働きをしつつ、新たな治療理論の開拓に身を捧げた精神療法家であるが、精神科医ではない。

先ほども述べたとおり、ガタリとドゥルーズとの共著作業が先進諸国の現代思想を牽引したことはよく知られるものの、ガタリ自身も社会運動や政治批判、社会理論にくわえ、精神医療に関する著作のほか、晩年の80年代には環境問題に関する著作も残している。そのように多くの領域にまたがって活躍したガタリの思想の基盤には、やはりラボルド病院における治療活動をつうじて得られた独自の知見があったことは間違いない。

ラボルド病院では、すでに１９６０年代には「制度論的精神療法」という治療実践が試みられていた。この時代は、すでに述べてきたように欧米を中心に反精神医学の運動が盛り上がっていた時期であり、イギリスではR・D・レインがキングズレイ・ホールでの共同生活を試み、イタリアでは精神科医のフランコ・バザーリアが精神病院への隔離入院からコミュニティでの精神医療サービスへの移行という、いわゆる「脱病院化」のための改革を進めていた。フランスでも精神病院中心の精神医療が問題視され、政府内で「脱病院化」が真剣に議論されていた。当然のことながら、ラボルド病院の制度論的精神療法もこのような精神医療の新しい潮流のなかで練り上げられたものである。

制度論的精神療法の特徴のひとつは、治療者と患者のあいだの権力的関係をできるかぎり緩やかなものとして、患者を共同で病院の運営をおこなう仲間集団とみなすことである。もうひとつの特徴はその名称にも示されるとおり、制度を人々が従うべき「ルール」や「掟」のようなものとみなさず、人々が自分自身のために自由につくり直すことができる「道具」とみなす点である（後述）。前者の特徴は反精神医学の実践とも類似しているが、後者の特徴はそれとはだいぶ異なっている。

反精神医学においては、文化（特に社会制度）、とりわけ医師と患者という権力的な社会関係は、自然の治癒過程を阻害するものとみなされた。つまり、そこでは「人間社会」の制度や権力を離れ、「自然」に戻ることが望まれた。このような思想の前提には、人間と自然を根本的に対立するものとしてとらえる観点がある。言い換えれば、人間社会をつねに自然（人間の本来のあり方という意味での「自然」）を搾取し、抑圧するものとみなし、両者のあいだに権力的関係が存在することを前提としている。

しかし、人間社会は自然と本当に対立するものだろうか。人間も自然的存在の一部であるという単純な事実にもとづけば、そのような観点に依拠するのは問題があるのではないか――そのような疑問が浮かぶ。

つまり「社会（あるいは文化）」から離れた「自然」な治療共同体をつくろうとしても、人間が根本的に社会的存在である以上、そこでつくられるのはやはり「社会」であり、結局のところ抑圧的構造を再生産することにしかならないのではないか、という疑問である。

また反対に、人間もまた自然的存在であるのならば、その営みである「社会」もまた「自然」の一部ではないのか、と考えることもできる。ここで「社会」を「制度」、「自然」を「人間（の内的自然）」と置き換えると、制度論的精神療法の基本的な観点が見えてくる。

制度論的精神療法

制度論的精神療法とは、簡単にいえば「制度は人間を縛るもの」という通常の社会観ないし精神医療観とは逆に、「制度は人間がつくるもの」という観点から制度をそのつど集団内の話し合いをつうじて変えていき、その自主的な社会運営によって精神疾患の治癒を促すことを目指す、独自の精神療法である。

この考え方は、「社会が精神病をつくる」という観点に立った反精神医学の流れを汲むものであるとともに、他方ではハイデガーやサルトル、ラカンといった哲学者・精神医学者たちの思想に大きな影響を受けながら、トスケル、ウリ、ガタリという三世代の師弟関係をつうじて展開されたものである。精神療法家としてのガタリが統合失調症に関する独自の思想(スキゾ分析)を確立したのは、このようなラボルド病院の制度論的精神療法の実践をつうじてであった。

制度論的精神療法において、統合失調症の治癒は個人の「自己」という閉じた領域で起こるのではなく、集団的次元、つまり人間や自然など周囲のさまざまな事物との複合的な関係のなかで起こると考えられた。ラボルド病院では重篤な統合失調症の患者も、病院が与える治療プログラムに「患者」という役割で組み込まれていくのではなく、ひとりの人間として他の人物や事物との関係を持ち、そのことをつうじて治癒が促される。

患者とスタッフとがおいしい食事をつくるために試行錯誤したり、芸術や演劇サークルでの活動のなかでメンバーとともに表現を工夫したり、組織運営の新しい役割を担ったりすることをつうじて、症状が緩和されることが起こる。そのような集団的活動において個々の患者の治癒や緩和が生じるのであれば、統合失調症の治癒は、「自己」という個人的次元を超えた集団的次元が深く関わっているはずである。制度論的精神療法は、基本的にそのような観点から出発している。

ガタリはそこからさらに思考を進め、「自己」というものがそもそも集合的な実体であり、

「自己の内」とみなされる精神が実際には「自己の外」の世界全体を内側に含み込んで成り立っていると考えた。

そうであれば逆に統合失調症とは、病院に監禁されることによって、その集合性が徹底的に破壊され、孤立した「個」へと追いやられた末の病理なのではないか？

言い方を変えれば、独自の豊かな宇宙を内包している精神が、その豊かさを徹底的に奪われることによって、その宇宙が解体されて自己が何ものとも結びつくことができず、しかもその自己の内容物である宇宙が失われて徹底的に空疎な自己へと変容させられた結果が、臨床実体としての統合失調症ではないのだろうか？

このような観点を推し進めたのがガタリ独自の「スキゾ分析」であり、ドゥルーズとの共著『アンチ・オイディプス』である。しかしガタリのその話に入る前に、出発点になった制度論的精神療法について、その精神分析や反精神医学との関係を整理しておく必要がある。

精神分析と反精神医学からの影響

制度論的精神療法には精神分析理論を基盤にして発展した側面がある。ラボルド病院の中心人物であったジャン・ウリが、ジャック・ラカンの精神分析理論から強い影響を受けていたためである。

ラカンは、フロイトの精神分析理論を構造主義的な観点から再解釈することにより、当時のフランスで精神分析ブームを起こし、その後の現代思想にも多大な影響を与えた精神科医として知られる。ここではラカン理論に触れる余裕はないので、その基盤となったフロイトの精神分析理論の基本的観点を紹介しておくにとどめる。

フロイトによれば、生まれたばかりの子どもは「自然」、つまり生物的欲望（エス）しかもたない。その欲望は快を求め不快を避ける「快感原則」に支配され、その欲望の最初の対象が「母」である。子どもがある程度成長すると、母を独占することを望み、父を敵視するようになる。しかし父が自分より強力であることを知ると、子どもは母への欲望を断念して父を崇拝するようになり、父の定める掟（命令）に自主的に従うようになる。子どもの社会化の過程は、子どもの心のなかで父の掟がしだいに社会規範や道徳、法律として一般化されていくこととみなされる。

フロイトは、この過程を「エディプス（オイディプス）・コンプレックス」と名づけ、それこそは人間が社会的存在として維持され、自己の欲望に流されて破壊的な方向に進まないための、つまり人間が社会化されるための基盤であると考えた。さらにフロイトは、エディプス・コンプレックスにおける「父（社会）」の「欲望（自然）」に対する抑圧的関係が、精神疾患の根底にあると考えた。

このようなフロイトのとらえ方は、社会（人間・文化）による自然の抑圧は不可避であるととらえる世界観にもとづいており、あくまで「分析」という人為的治療手段にこだわり自然の治癒過程を認めない観点に立っている。カール・ユングやウィルヘルム・ライヒがフロイト派から離反していった背景のひとつは、彼らがこの自然の治癒過程を重視したことにあったともいえる。

ところで反精神医学も、フロイトの精神分析理論と同様に、社会（文化）と自然のあいだの対立関係を前提としている。そして、社会による自然の抑圧が精神疾患の根底にあるという考え方も共有している。両者が異なるのは、フロイトが社会による自然の抑圧は不可避であり、自然はその抑圧から逃れられないと考えるのに対して、反精神医学は自然を社会から解放することは可能であり、その解放により自然の治癒過程が促され、精神疾患の治療が進展すると考える点にある。

反精神医学と精神分析の双方から強い

	自然	社会	両者の関係／治療方針
精神分析	母親への欲望	父親による禁止	社会による自然の抑圧が精神疾患の原因
反精神医学	自然治癒過程	社会制度・精神医学	社会による自然の抑圧が精神疾患の原因 社会からの解放により自然治癒過程が促される
制度論的精神療法	自然治癒過程	社会制度	社会による自然の抑圧が精神疾患の原因 社会が自然に対して協調的に奉仕することで自然治癒過程が促される

表1　自然と社会の関係についての３つの観点

影響を受けて成立した制度論的精神療法は、両者の中間的な観点に立つ。

制度論的精神療法も、社会による自然の抑圧が精神疾患の根底にあるという考えを共有している。しかし、フロイトのように社会による自然の抑圧は不可避であるとも、反精神医学のように社会からの自然の解放が可能であるとも考えず、社会は自然を抑圧するだけでなく自然を支えることができると考えている。つまり制度（具体的には病院内の社会環境）を患者の自然治癒過程を促すようにつくりかえることが、その治療理論の根底にある［表1］。

制度論的精神療法から「スキゾ分析」へ——ジャン・バチストの事例より

このように制度論的精神療法は、精神分析の影響を受けながらも独自の治療方法を確立していった。そこからガタリの臨床的思想は「スキゾ分析」へと結実していく。スキゾ分析という風変わりな名前は、ガタリの統合失調症（スキゾフレニー）についての独自の考察からつけられたものである。

ここで彼自身の事例からその基本的な観点を確認しておきたい。ガタリはブラジル訪問中の講演で、彼が自身のクリニックで受け持った若い統合失調症患者（ジャン・H・バチスト）の事例を紹介している[03]。

この青年は何度か精神病院に入院したのち、ガタリに出会った。そのころにはほとんど家にひきこもった状態で、年老いた両親へ極度に依存している反面、彼らに対して暴力を振るってもいた。

ガタリは定期的に精神療法をおこないながらも葛藤していた。このまま青年が親元に住んでいれば、症状は一定の水準で維持されるかもしれないが、それはただ受動的に生かされていることでもあり、長い目でみれば自殺に追い込まれるかもしれない。他方で彼が親元から離れて独立すると、急激な環境変化によって症状が悪化し、最悪の場合は自殺に追い込まれる危険性もあるが、うまくいけば生活の質が高まり、治癒が進む可能性がある。

そんなときに、バチストの母親が病気のために倒れ、彼自身も警察のやっかいになるような事件を起こして事態が行きづまってしまう。ガタリは躊躇しつつも、バチストが親元から独立して生活することによって新たな社会関係を組織化し（自分の固有の領土を社会に広げ）、それとともに治癒が進むことに賭けた。ガタリ自身は彼の両親に経済的に支援するよう説得し、彼に親元を離れて独立生活を営むことを勧めた。

ひとり暮らしをはじめたバチストは、それまで家族に対する妄想的なとらわればかりを話していたのが、アパートでのできごとの話をしたり、さらには（長続きはしなかったが）柔道のクラブに入会したりするなど、驚くほどの変化をみせた。その変化は、バチストの症状形成が両親とのエディプス的関係という閉じた社会関係から解放され、新たに別の社会関係をつくりあげたことを反映したものだった。

最終的にその結果は、十分に満足のいくものとなりました。この孤独な新しい動的編成において、彼は新たな表現の様式を編み出し、発展させ、そうして独自の宇宙の地図作成法をつくりあげました。それは家族の領土でも、当然ながら精神病院でも、私との治療関係でも発展させることができなかったものです。[04]

「機械」としての無意識

このようなガタリの実践は、フロイトやラカンの精神分析に忠実な精神分析家にとっては理解しにくいかもしれないが、経験を積んだ臨床家であれば直観的に了解できる部分が多いだろう。

また彼自身、晩年まで寝椅子を用いた面接をおこなっており、精神分析のすべてを否定していたわけではない。ガタリが否定したのは、過去の親子関係の歴史というエディプス・コンプレックスの文脈のなかに症状形成の原因を還元し、その文脈のなかに治療を閉じ込めることであった。

ここには病理や症状の原因を幼児期のトラウマといった過去の体験に還元する見方も含まれる。さらにいえば、症状形成を単一の原因に還元する因果論を否定しているという意味では、脳機能や認知機能に原因を還元する現代の精神療法や心理療法もまた批判の射程に入ってくる（ガタリによると、レインもまた家族関係の歴史という因果論にとらわれていた）。

ただし、ガタリはこれらの因果関係を完全に否定するわけではない。ひとつの要因を特権化し、そこに還元することを批判したのである。ガタリの観点に立てば、幼児期の体験も、脳機能や認知機能も、症状を形成するいわば「部品」のひとつにすぎない。

つまり症状とは、それらの部品が特異なしかたで組み合わさって作動することで形成される機械のようなものである。逆にいえば、それらの部品の組み合わせを変えることで症状が治癒することも考えられる。ガタリが精神療法において、さらには政治活動や社会運動で重視したのは、組織や制度という部品（ガタリの用法においては「器官」や「機械」と呼ばれる）を活用することだった。ただし、それは既存の自立支援プログラムに自身をゆだねたり、専門家の指示のとおりに既存の制度にしたがって手続きを進めるという意味ではない。

反精神医学の（また精神分析の）主張と同じく、ガタリも精神病の症状はその人の自然に根ざしたプロセスが、社会的に抑圧されることによってつくりだされると考えている。どのような治療や支援であっても、その人を「患者」とみなすことが受動性を植えつけることになり、その人に固有の生を抑圧することになってしまう危険性がある。実際、治療すること、看護すること、支援することにはつねにこのような抑圧の危険性がつきまとっている。

しかしガタリは、反精神医学のように精神医療のすべてをそのような抑圧装置として否定することはしない。この点でガタリは制度論的精神療法と同じ観点に立つ。つまり家族関係や脳機能が症状という機械を形成する部品のひとつであるのと同じく、もろもろの精神医療制度もその機械の部品のひとつであり、その使い方や組み合わせ（ガタリの用語では「動的編成（アジャンスマン）」）を変えることで、それらの部品を治療に活用するのである。ただし、その部品は、たんに友人や学校、病院などの具体的な社会制度や事物にとどまらない。というのも、政治的イデオロギーや価値観、文化、経済、自然環境など抽象的で多領域にまたがる事物もまた、症状としての機械を構成する部品として組み込まれるからである。

このようにガタリのスキゾ分析は、症状を形成する機械の仕組みを読み解き、それを構成する部品を新たに「治療機械」として機能するために組み替える方法として考案されたものである。これが病院内における集団的治療理論としての制度論的精神療法を、病院という場所の枠を超えて、政治や文化、経済などの抽象的なさまざまな次元を組み込むものとして拡張した方法論であることは、これまでの説明からも明らかだろう。

誤作動と「改造」

少し横道にそれるが、このようなガタリの方法論は、べてるの家の「当事者研究」で起こっていることを理解するうえで非常に参考になる。

第１章で述べたように当事者研究には「誤作動」という概念があり、これは自分の意志に反して身体が反応してしまったり、現実には存在しないものごとを感じ取ってしまったりすることであった。この「誤作動」はまさに「機械」における部品の接続のされ方から生じる現象であり、患者の脳あるいは人格にのみ還元できる現象ではない。

「誤作動」する機械を操縦していくうえでは、症状を利用するという理念（「〝治す〟よりも〝活かす〟」）が重要になる。[05] これは症状が埋め込まれていた精神医療の文脈を解体するとともに、それを素材として再利用して新たな機械を組み立てていくことにつながる。たとえば森さんのＢＢ（ビッグ・ボス）サインの例では、幻聴や被害妄想がそれを病理とみなす精神医療の文脈から解き放たれ、まったく異なる文脈での体験へと改造されていた。

　さらにこのような方法は、その実践の母体となる「べてるの家」という環境が生み出された経緯にも見出すことができる。

　向谷地自身が述べているように、べてるの家、そして当事者研究の実践にはソーシャル・スキル・トレーニング（ＳＳＴ）の手法が影響しているのであるが、本来の手法からは大きく逸脱している。たしかにそこで実施されている手続きはいかにもＳＳＴ的である。しかし当事者研究では症状を軽減させることを目的とはしないし、社会に適応していくためのスキルを訓練することを主眼としているわけでもない。

　そこではＳＳＴの手法を素材としつつも、それが別の文脈へと接続されることで新しい機械へと、いわば「魔改造」されてしまっているのである。

スキゾ分析の四機能図式

ガタリは晩年の著作において「スキゾ分析」の治療理論を、以下に示す四機能図式にもとづいて体系化している。[06] これは分析の方法を示したものではないが、そこで起きていることを読み解くために不可欠な図式である。すこし難解ではあるが以下に説明しておく［図1］。

この図式で左側は客観的世界、ここでは個人の外側に広がる物質的世界と考えよう（実際には物質ではない観念や制度などの記号や言語も含まれるので、適切ではないのだが）。マクロ、すなわち全体世界はΦ（抽象機械）と呼ばれ、ミクロ、すなわち全体を構成する

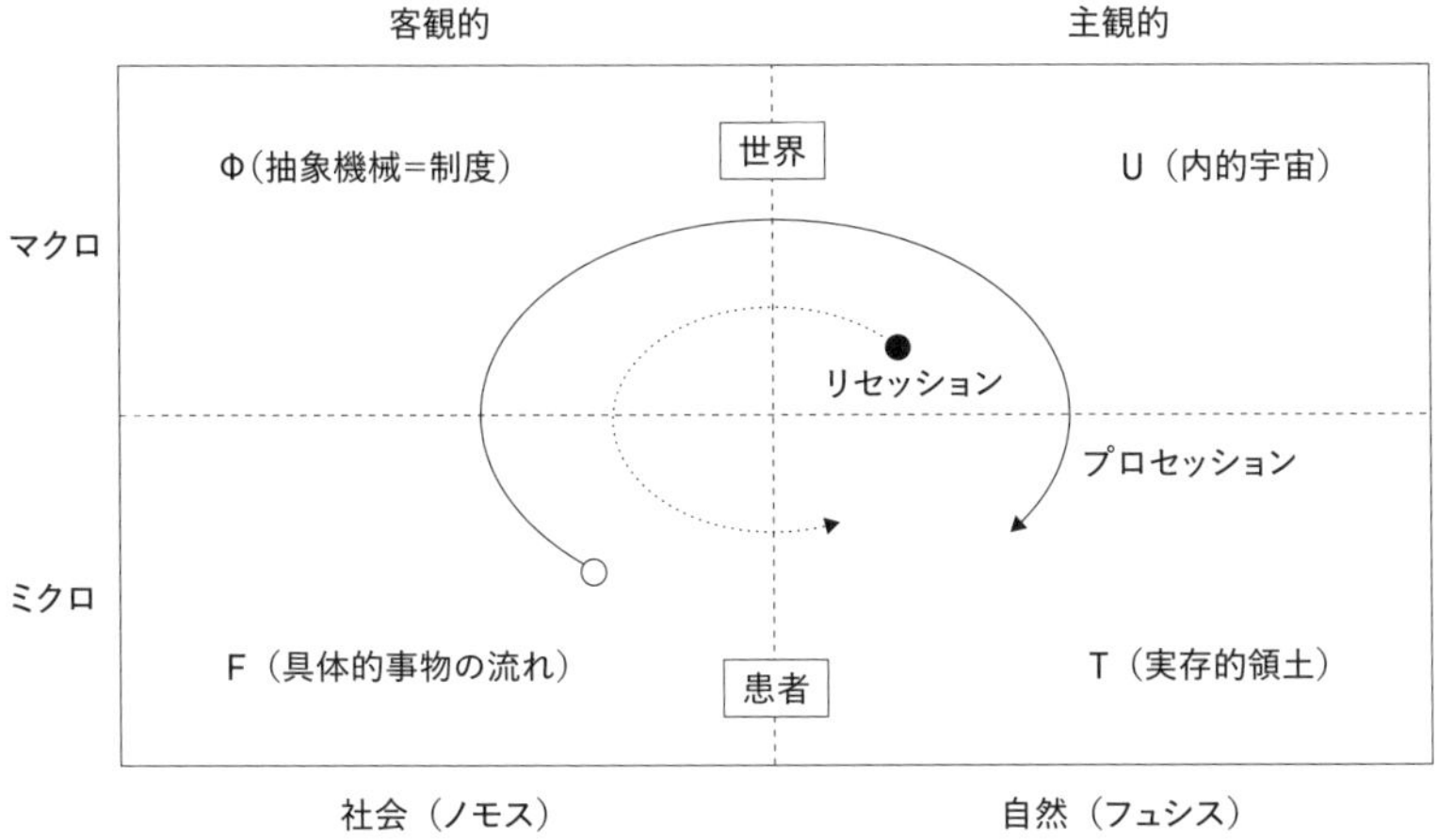

図1　ガタリの四機能図式

この図は前掲書(06)に挙げられた複数の図式を、筆者が本書の主題にあわせて取捨選択し、ひとつの図にまとめたものである。

個々の要素はＦ（具体的事物の流れ）と呼ばれる。右の主観的世界の列はそれと異なり、精神世界や文化的コスモロジーなどの非物質的世界である［★］。その全体世界はＵ（内的宇宙）、その個的要素はＴ（実存的領土）と呼ばれる。

ここでＴがなぜ「実存的領土」と呼ばれるのか。精神世界の全体であるＵは、当然ながら無数の要素から構成されている。その要素のなかでもっとも中核的なのは「自己」である。それこそは本来、自己の精神世界（コスモロジーと呼んでもよい）の中心にあるはずの要素である。というのも、「自己」の心のなかの世界が「自己」を中心につくられていなければ、それは「自分の世界」ではないからである。

ガタリにおいて統合失調症の問題とは、ＵとＴが切り離されていることである。つまり統合失調症者は、自己の精神内宇宙から自己の実存が疎外されている。わかりやすく言えば、自分自身の心のなかの世界で、その中心にあるはずの、自分の居場所が失われているのだ。そしてスキゾ分析における統合失調症の治療では、このＵとＴの結びつきを回復することが目指される。

ここで付け加えると、客観的世界と主観的世界、あるいは物質的世界と精神的世界というふたつの世界は、たとえば宗教的コスモロジー（Ｕ）を社会体制（Φ）が体現したり、社会全体のあり方（Φ）が精神的世界に内面化されたりするなど、互いに反映しあうという特徴がある。そして精神世界において患者が自身の居場所を失うのは、外的世界が内面化されることに由来する。

たとえばある子どもが、人種差別が原因で近所の友人関係（F）で仲間はずれにされたことにショックを受けたとしよう。さらにその子どもが、大人たちをつうじて、その人種差別が自身の友人関係だけでなく、国際社会（Φ）に及んでいることを知ったとする。その世界観が自己の精神世界（U）に反映されると（つまり人種差別が内面化され、自身が排除されて当然の存在だと思い込むようになったとすると）、その子どもは自身の精神世界（U）での居場所（T）を失う。つまり自分の心が自分のものでなくなってしまうのである。

このような内的疎外から回復されるには、UとTを再結合することが必要となる。そのためにガタリのスキゾ分析の治療では、外的世界の諸要素（F）を組み替え、それによって変容した周囲の環境（Φ）が患者の精神世界（U）に反映され、そこで患者の自己（T）がふたたび居場所を見出すことを目指す。ここで外的世界の諸要素を組み替えることは、先述した症状という機械を構成していた部品を新たな動的編成のうちに組み替え直すことに相当し、それによって変容した周囲の環境は、新たに組み立てられた治療機械に相当する。

そしてひとたび治療機械が作動したら（つまり治癒が開始したら）、それまでと逆の流れが生まれる。つまり精神内宇宙（U）に自己（T）の居場所を見出した患者は、自己の精神世界の中で自分の居場所を拡大していくとともに、外的環境（Φ）やその要素（F）にも影響を与え、周囲

［★］実際には物質性をそなえた事物も含めて考えられるのだが、さしあたりここでは立ち入らない。

に変化をもたらす。つまり、それまで既存の社会環境に見合った自分の居場所を求めるのではなく、自分の居場所として社会環境を新たにつくりかえていくようになる。

ガタリは症状形成と治療の流れ（右回り）を「プロセッション」、治癒の流れ（左回り）を「リセッション」と呼んで区別している。

「ひきこもり」とガタリの治療理論

ここでこの四機能図式にもとづいたガタリの治療論を、現在私たちが置かれている社会状況のなかでとらえ直してみると、それは統合失調症だけでなく、いわゆる「ひきこもり」という現象も同様に説明できるものであることに気づく。

彼らがどこにも居場所がないと感じてひきこもらざるをえなくなるのは、彼らをとりまく外的世界が、彼らの心の世界に内面化されることに由来する。先ほどの人種差別を受けた子どもの例と同様に、ひきこもり状態にある若者たちも、外的世界のなかでの居場所を失うと同時に、その外的世界を内面化することにより自身の内的世界にも居場所を失う。つまり彼らにおいて、自分の心が自分のものではなくなってしまう。そうであれば、ひきこもり状態からの回復には、彼らの心を自身のものとして取り戻すことがもっとも必要である。

ガタリのスキゾ分析の観点に立てば、外的世界において彼らがどれほど既存の支援制度（精神医療や福祉的援助）に助けを求めたとしても、その支援制度が彼らを排除した社会環境と同じ制度や価値観にもとづいているとしたら、彼らがそれを内面化することは、彼らの内的世界をさらに激しく破壊することになり、ひきこもりからの回復がいっそう妨げられることは明らかである。

たとえば支援者や支援制度が、薬物で不安を軽減させることやソーシャル・スキルを向上させることによって、若者に社会適応を促すことだけを目的としているとしたら、それによって若者の心がさらに蝕まれていくことは容易に想像できる。というより、それこそは症状を形成する機械である。というのも、そのような支援は外的世界に彼らが居場所を得るように仕向けることで、内的世界からは彼らの居場所を消失させるからである。

そのような制度論的精神療法やスキゾ分析の観点に立つと、ひきこもりからの回復に必要なのは、内的世界で彼らが居場所を取り戻すことを支えること、そのために外的世界のさまざまな部品を利用して彼らと世界の関係をふたたび結ぶような新たな機械をつくることである。

精神病理とエコロジー

晩年のガタリはスキゾ分析の治療論を社会病理や自然環境問題の解決に結びつけることを目指していた。その構想をまとめた『三つのエコロジー』[07]や『カオスモーズ』[08]において、ガタリがもっとも強く主張したのは内的宇宙の回復であった。

ガタリは「宇宙（コスモス）」を、個人の精神世界、社会の目に見えない人間関係のネットワークや文化、自然界の生態系に通底する領域とみなし、その領域と自己が結ばれる感覚こそが、精神病理、社会病理、環境破壊を解決するにあたり、もっとも核心にある要素であると考えた。というのも、「宇宙」――精神世界、社会、自然環境のどの宇宙であっても――と自己が結ばれることは、自己がその宇宙と切り離せない関係になることであり、深い愛着と倫理的な責任を持ってその宇宙を自身の居場所としてケアすることだからである。

> そこで人類が取り戻さなければならないのは、たんに人類の存続にたいする責任感だけにとどまらない。地球上のあらゆる生命、あらゆる動植物種の未来にたいする責任感もまた取り戻さなければならず、また、音楽や芸術、時間との関係、宇宙《コスモス》と融合する感覚など、いわば非物質的な種にたいする責任感も取り戻さなければならないのだ。[09]

このようなガタリのエコロジーについての主張が、統合失調症の治療理論のそのままの延長線上にあることは明らかだろう。

スキゾ分析においては、統合失調症の核心にあるのが精神内の宇宙と自己の結びつきの喪失と考えられ、その結びつきを回復することが治療の目的とされ、外的世界としての社会環境を「治療機械」として組み直すことが治療手段とされた。そのような精神療法理論を、ガタリは環境問題の治療論として拡張する。そこでは無数の複雑な要素が結びついて作動する社会環境の「機械」が、ここでは自然環境も含めた「エコロジー」としてとらえ直され、統合失調症患者の内的宇宙は人類全体の内的宇宙として拡張される。

つまりガタリは、自然環境問題も精神病理も、原因は人間が（生物界や社会の）「宇宙」と自己との内的な結びつきを失っていることにあると考えた。そうであれば統合失調症の治療と同じように、環境問題の克服もその内的な結びつきを回復することが何より必要であり、それにあわせて外的環境も回復に向かうと考えられる。反対に、内的な結びつきが破綻したままであれば、先のひきこもりの若者への支援で述べたことと同じく、外的な自然環境もさらなる破綻に向かうことになるだろう。

エコロジーとは何よりもまず精神的・社会的なエコロジーであらねばならない。そうでなければエコロジーの挑戦は無意味であり、あるいはたいして役に立たないだろう。[10]

ガタリが言うように、心の回復が環境問題の鍵を握っているのであれば、精神医学や臨床心理学の分野におけるさまざまな議論や経験は、それらの問題の解決に寄与することにつながる可能性を十分にそなえているように思われる。

第9章

自然環境にむけてケアをひらく

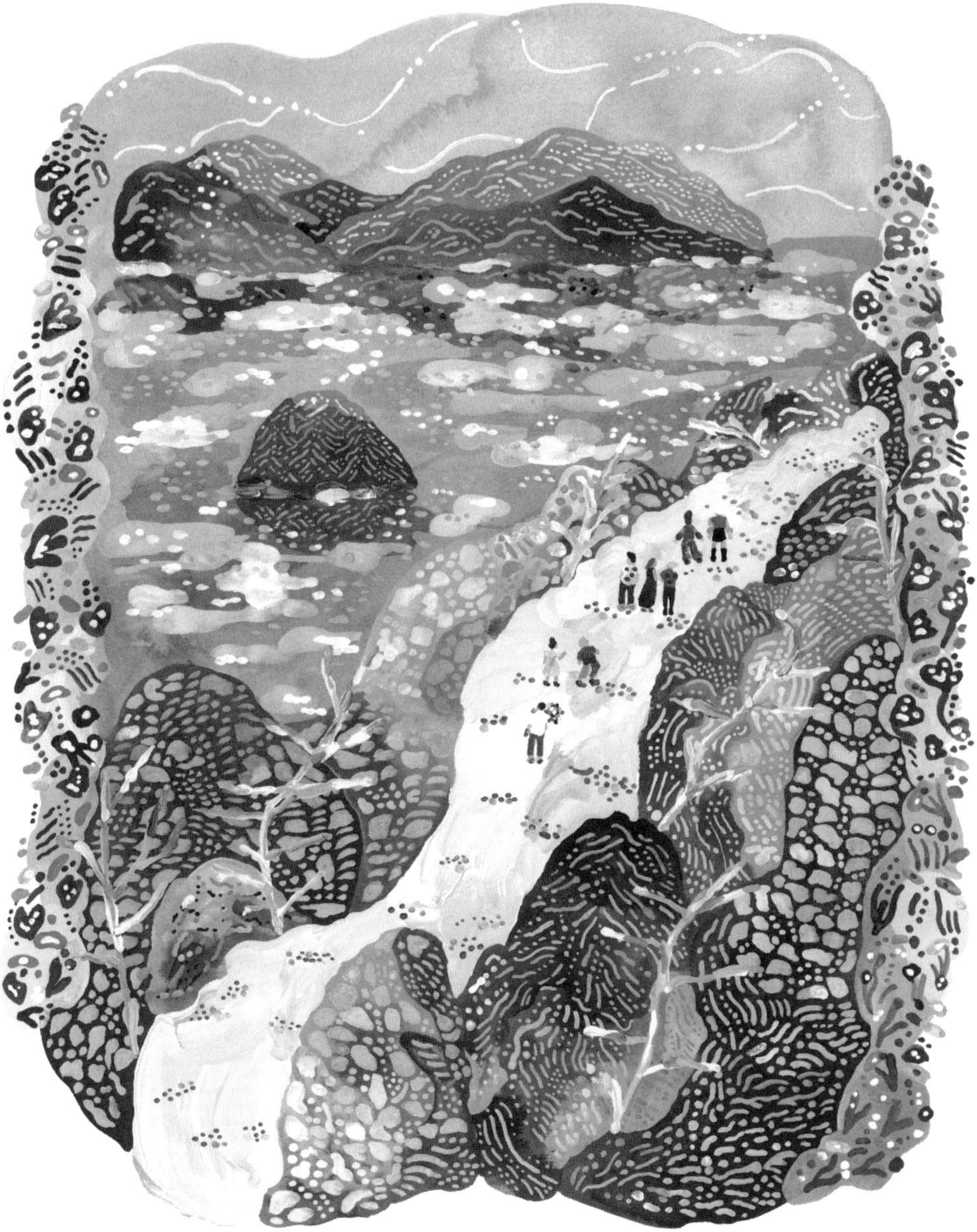

前章では、反精神医学やフェリックス・ガタリの思想を事例として、精神療法の議論が自然環境問題をめぐるエコロジー思想と深く結びついていること、つまり精神療法も自然環境問題も「心の回復」がもっとも中心的な課題であることを示した。この章では、その「回復」を見守り、支えるものとして「ケア」を取り上げ、ケアをめぐる思想が現在の自然環境問題の克服にあたりどのような意義をそなえているのかを考える。

このような観点からケアを考えるにあたり、読者には迂遠に思われるかもしれないが、近代以前の思想史についての話から出発することにしたい。その理由は、まず「ケア」という概念が近代の主流の世界観や価値観（合理主義や功利主義、男性中心主義など）に対する異議申し立てとして登場した概念であり、その源流は近代以前にまで遡《さかのぼ》るからである。次に、ケアと同様に、これまで紹介した精神療法と自然環境を結ぶ思想も、近代的世界観に対する異議申し立てを含んでいるからである。

この章では、精神療法と自然環境問題がケア概念と深く結びつく地点を、ひとつは歴史の流れから、もうひとつは「異界」という体験の特徴から示すことにより、ともすれば看護や福祉の領域に閉じ込められがちであるケア概念が、現代の自然環境問題にむけて開かれる可能性を探りたい。

ふたつの実在――存在と実体

これまで扱ってきた思想や取り組みに共通するのは、精神疾患とその治療をある種の「プロセス」としてとらえる観点であり、エコロジーとしてとらえる観点である。それがどうして近代的な世界観と衝突するのか。そのことを考えるために、唐突ではあるが思想史的観点から「存在」と「実体」というふたつの類似した概念を取り上げることからはじめてみたい［★］。

「存在」という日本語は、英語では「existence」――ドイツ語やフランス語でもほぼ同様の言葉である――の訳語である。この「existence」という英語は、もともとは「外 ex」に「立つ sistere」という意味のラテン語の動詞「existere」に由来する。つまり、何らかの別の世界からこの世界に出てきて、姿を現したことを意味している。

［★］ここで述べるふたつの用語の区別は、スピノザの『エチカ』の議論を踏まえている。ただしスピノザの用語では、ここで述べた「存在」は「様態 modus」と呼ばれる。しかし様態というのは一般になじみのない言葉であり、また通常は「存在」と呼ばれる事物を指していることから、ここでは「存在」という用語で通すことにする。なお、本章では「実体」と「存在」という概念を対比させて使っているが、これはかなり大雑把な対比であり、しかも後で述べる中世神学や近代哲学で実際にこの対比が使われているわけではない。それはあくまで説明の手間を省くためであることをご理解いただきたい。

他方、ここで「実体」という日本語で意味しているのは、英語で「subsist（存続する）」という動詞、もしくは哲学で「substance（実体）」という名詞で表現されるものである。いずれの言葉もラテン語で「下 sub」に「立つ sistere」という言葉に由来する。

このふたつ――「存在 existence」と「実体 substance」は、いずれも「そこにあるモノ」を意味するよく似た言葉ではあるが、あえてラテン語の起源に遡って示したように、そのニュアンスや観点は微妙に異なっている。要点を絞って言うなら、「存在」はこの世界にあらわれた個々の事物について述べられる言葉であり、「実体」はこの世界の「下」にあるもの、つまりこの世界の「存在」がそこから来たものを指す言葉である［図1］。

この世界に存在する事物は、どこか別の世

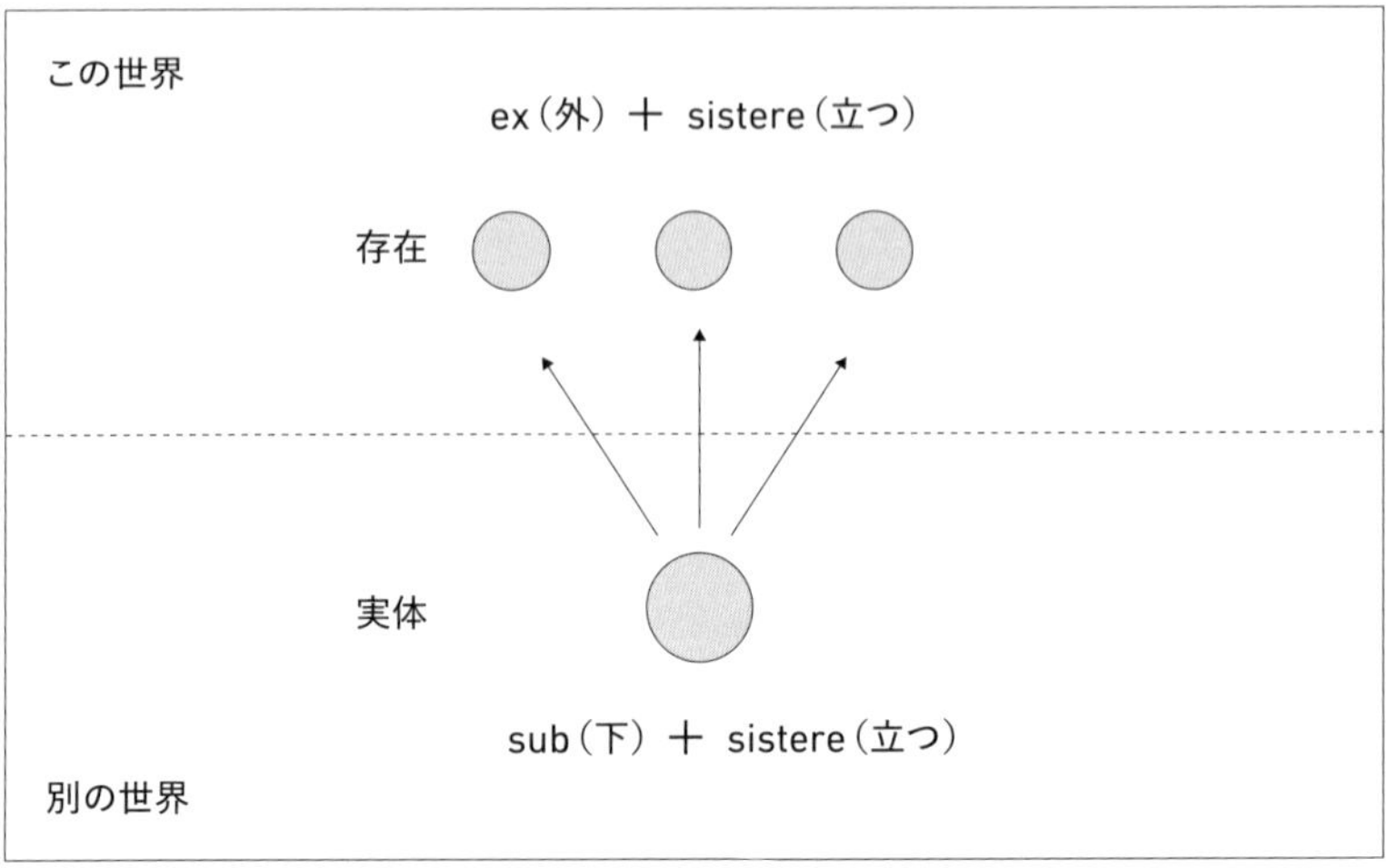

図1　存在と実体

界からやってきて、この世界に姿を現したものである。万物が生成消滅を繰り返す世界を見て、昔の人々がそう考えたのも不思議ではない。その別の世界は、古代ギリシャの哲学者プラトンによって「イデア界」と呼ばれたり、古代中国思想では「道」と呼ばれたり、さまざまな概念やイメージで語られてきた。

そして人々はこう考えていた。この移ろいゆく世界の「存在」は、永遠の世界にある「実体」が一時的にこの世界に形を取り、姿を現したものであって、消えれば元の永遠の世界に帰るのだ、と。

現在も私たちは、そのような「存在」と「実体」の往還運動、あるいは「実体」そのもの、あるいはその「実体」の領域である「別の世界」を指して、しばしばそれを「自然」と呼び、さらに信心深い人であれば「神」と呼ぶこともある。

ここでの「存在」と「実体」の区別について、いま述べたような欧米の言語学的な起源をもとにした説明ではわかりにくいかもしれないので、視覚的なイメージを用いて言い換えてみると次のようになる。

岸から海を眺めると、そこでは海面にたえず波があらわれては消えていく。そこで海水から「外」に、つまり海面にあらわれる一つひとつの波は、先に述べた「存在」に相当する。他方、その「下」でたえず揺れ動き、流れつづける海の水それ自体はそれ自体が永遠のプロセスであるとともに、先に述べた「実体」に相当する。

エコロジー的思考と宗教的思考

ここでの問題は、そのような「存在」と「実体」の区別を踏まえたうえで、どちらが私たちにとってリアリティ（現実感）があるのか、ということである。

現在の私たちは「存在」をリアルととらえ、「実体」にリアリティを感じる人はほとんどいないだろう。というのも「実体」は、目の前に見えて手に触れることのできるコップや木、人間のような個別の姿をとった仕方であらわれる「存在」ではなく、むしろそれらをとりまく「環境」に近いもので、それ自体は目で見えたり触れたりできるものではないからである。

しかし長いスパンで考えると、それらの存在は持続的なものではなく、いつかは消え去るのであって、それが存在するのはあくまで一時的な「出来事」にすぎない。しかし「実体」は、過去も、現在も、未来もそこにありつづける永遠のものである以上、真に実在するのは「実体」のほうである。そして近代以前の宗教が支配的な時代においては、当然ながら一時的な「存在」より永遠の「実体」がリアルとされていた。そして目に見えない潜在的な実体——この世界のプロセスそのもの——を認識するのは、宗教的直観とみなされた。

じつはエコロジー的思考が宗教的思考と近づくのは、この点においてである。というのもエコロジー的思考においては、その「実体」が「環境」に相当するからである。

例としてジャガイモ畑を取り上げよう。

毎冬に植えられて毎春に実を結ぶ個々のジャガイモと、それが植えられる畑それ自体と、私たちにとってどちらがリアルだろうか。単なる消費者にすぎない多くの人々にとっては、リアリティはおそらく個々のジャガイモにしか感じられず、ジャガイモ畑についてはリアリティをもって想像することが難しいだろう。そしてジャガイモが店頭で不足するようなら、化学肥料でもバイオテクノロジーでも使えるものはどんどん利用して、生産量を増やして価格を下げてくれたらよいと考えるだろう。

しかしジャガイモ農家にとっては、植えられては掘り起こされ、出荷される個々のジャガイモよりも、それらを毎年のように安定して生み出してくれる畑のほうにリアリティと愛着を感じるはずである。というのも、彼らはジャガイモを掘り起こして出荷した後も、畑の土や周囲の状況――価格動向や生産動向も含めて――に気を配り、ときには安定した収穫と収入を祈ることさえするだろうからである。

ここでジャガイモは「存在」に、畑はそれを生み出す「実体」に相当することは明らかだろう。そしてエコロジー的思考においては、ここで述べた例の「ジャガイモ」が人間や生物種に、「畑それ自体」が自然環境に相当することを考えれば、エコロジー的思考と近代以前の宗教的思考のあいだの親和性を感じ取ることはそれほど難しくないだろう。

かつての宗教的思考における「お稲荷さま（農耕神、狐の神様）」は、現代の「畑のエコロジー」とそれほど遠く離れているわけではないのである。

科学と近代的世界観——リアリティの転換

ここで近代の科学的思考が、近代以前の宗教的思考と対立し、それを否定してきたことを思い起こしてみよう。そうであれば、宗教的思考と親和的な現在のエコロジー的思考も同様に、科学的思考と、あるいは科学の前提である近代的世界観と対立するものであることが容易に想像される。

しかし、それはなぜ、どのような点で対立するのだろうか。

この問題を考えるには、近代的世界観と科学がどのように生まれ、それまでの宗教的世界観をどのように否定したかを理解する必要がある。ここでまた少し回り道になるが、西欧思想史を紐解いて、中世から近代への転換を振り返ってみたい。ここでの議論は坂部恵の『ヨーロッパ精神史入門』[01]に多分に依拠する。

近代的世界観と科学は、その源流を中世の神学論争（普遍論争）にもつと考えられている。[02]そこでは先に述べた「存在」と「実体」のどちらが真の実在であるかという問題をめぐり、数世紀の長きにわたる論争が繰り広げられた。そして当初は、私たちの感覚や知覚を超えたところにある「実体」のほうが真の実在（リアル）であるという考え方が支配的だったが、しだいに直接に知覚・感知される「存在」のほうが真の実在であるという考え方が広まっていった。

そして結論からいえば、後者の考え方がその後の近代科学を用意する。すなわち「個々の事物の観察から出発して世界を理解する」という考え方により聖書の記述が疑われるようになり、科学実験や天体観測をつうじて「科学」が成立し、宗教的世界観を転覆することになる。そのとき「存在」は真の実在としての地位を獲得し、代わりに「実体」は実在としての資格を奪われ、「非実在」――つまり幻想か妄想――とみなされるようになる。

話を先に進めすぎたので、ふたたび中世に戻ろう。

中世のカトリック神学において、この世界にある万物の生成消滅の原理、つまり実体は、神とみなされた。その実体を認識する（つまり神の声を聞く、あるいは神の摂理を知る、など）宗教的直観は「能動知性」と呼ばれ、直接的な経験によって神と結ばれる能力として、一部の聖人や教皇など特殊な人々のもつ特権的能力とみなされた。

他方、神がつくりだしたこの世界の「存在」を認識するのは視覚や聴覚などの「感性」の能力とされ、「理性」はそのような感性が認識した事物にもとづいて論理的に考察し、それを能動知性がとらえた神の摂理と矛盾なく調和させる能力とみなされた。つまり中世神学において人間の知的能力は最高位から順に、能動知性（宗教的直観）／理性／感性という序列によってとらえられていた。

中世の社会も、この序列に従うものであった。この世界の秩序は、神（実体）の摂理である宇宙法を最高の秩序として、それにもとづいて万物としての自然（存在）の秩序である自然法があり、さらに自然法にもとづいて人間の秩序である人定法があると考えられた。そして、それらの秩序を体現する存在も同様の序列にしたがい、教皇／教会／国王の順に序列が定められていた。有名な「カノッサの屈辱」（1077年）が示すように、国王が教皇に逆らうことはきわめて困難だったのは、社会全体がひとつの論理にもとづいて構成されていたからである。

しかし教会の権威が揺らぎ、天体観測や植物観察などをつうじて人々のあいだに自然界の秩序についての合理的認識が広まると、しだいに人々は個々の「存在」にリアリティを感じるようになり、「実体」のリアリティは失われていく。そして知的能力においても「実体」を認識する能動知性に疑いが抱かれるようになり、「存在」の秩序を認識する理性が礼賛されるようになる。

こうして17世紀にデカルトが登場して、世界を物質という「存在」からなる機械的メカニズムとしてとらえる科学（物理学）が成立すると、もはや「実体」の認識にもとづく宗教的な世界観は崩壊していく。それは世界を生成のプロセスとしてとらえる観点が、非科学的とみなされていくことでもあった。

科学的世界観の登場により、この世界の事物を「存在」としてとらえる観点が定着すると、社会もその観点にもとづいて再編されていく。つまり社会は「個人」という「存在」からとらえ直され、そこから新たな社会体制、つまり近代市民社会が構成されていく。

18世紀になるとカントが、科学的世界観にもとづく哲学を構想し、中世における知性の序列に代わる新たな序列を打ち立てる。つまり理性／悟性／感性の序列である。ここで理性は普遍的（抽象的）な論理能力であり、それに対して感性は個々の具体的な事物の「存在」を認知する能力、そして悟性は両者のあいだを結ぶ、つまり具体的な事物を普遍的な原則や論理にもとづいて思考する能力を意味する。つまりカントは、中世の宗教的世界観に引導を渡したのである。

こうして近代に入ると、かつて知性の最高位に君臨した宗教的直観は追い払われ、代わって理性がその玉座に着くという「逆転のドラマ[03]」（坂部）が起こり、近代社会のさまざまな領域に浸透していく。

もちろん、このように述べるからといって、カントの思想が近代社会の成立に直接的な影響を与えたというわけではなく、近代に支配的になりつつあった世界観と認識方法をカントが明確化したというのが正しいだろう［図2］。

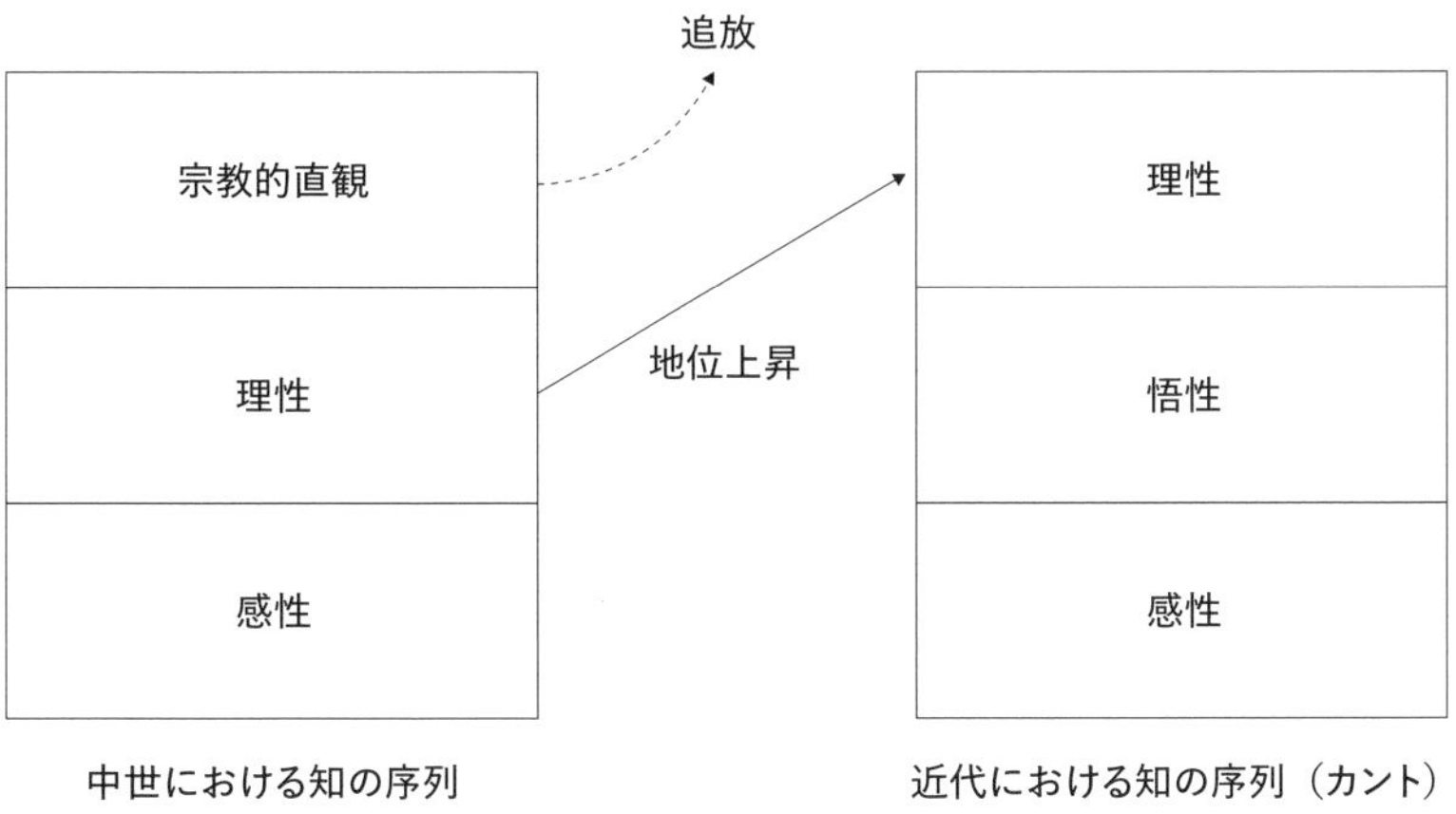

図２　中世から近代にかけての知の序列の転換

失われたリアリティの行方

ひとたびこのような転換が起こると、極端にいえば、もはや神の声を聞いたり神の摂理を認識したりすることは、非理性的で主観的な思い込みにすぎず、あるいは妄想や幻覚と同じような病理的現象として扱われざるをえなくなる。事実、カントは、かつて宗教的直観の対象であった「実体」の領域を理性や感性によっては認識できない「不可知」の領域であるとみなした。しかし実際には、かつての宗教的直観も実体も、さまざまな仕方で近代を生き延びる。

ここで、かつての宗教的直観が宇宙（神の摂理）を直接的に経験する能力であったことを踏まえるなら、それは前章で述べたガタリのいう「宇宙」と「自己」を結ぶ能力としてとらえ直すことができる。また、宗教的直観が認識する対象が「実体」であり、それは先に述べたように「プロセス」でもあり「環境」の領域にあることを踏まえるなら、たとえそれを「神」と名づけなくても、それを人々が個人的な仕方で認識したり感知することは、特に聖人や教皇でなくても可能であることがわかる

カントは、理性にはそのような能力を認めなかったが、「感性」には部分的にその能力があることを認めざるをえなかった。すなわち「美的感性」によって感知される「美」が、環境（実体）としての世界と自己を直接的に結ぶものとみなされた。つまり近代の芸術は、かつての宗

教が果たした宇宙と自己を結合する役割を、限定的な仕方ではあれ継承したのである。

しかし私たちは、中世の宗教や近代の芸術と類似した働きをそなえる領域がほかにもいくらでもあることを知っている。出来事が次々と生成するプロセスと私たちが一体化し、感覚や直観によってそれを認識することは、たとえばスポーツや武道、音楽でしばしば経験されることである。

20世紀初頭、フランスの哲学者アンリ・ベルクソンは、そのようなプロセスの領域を「持続」と呼び、それは誰にでも認識可能であることを示した。そして彼は、その領域を「不可知」とみなしたカント哲学を批判し、直観により「実体」を認識することが哲学の役割であると主張した。ベルクソンにとって、カント哲学とその前提を共有する近代科学は、無限の変化のプロセスとしての「持続」を物理的で客観的な「時間」と「空間」に分割することにより、「持続」の直接的認識から人間を遠ざける知のあり方とみなされた。

なぜなら、直観へ行くためには、感覚と意識の領域外へ移る必要はないからです。カントの誤謬はその必要を信じたことであります。〔…〕このような直観はわれわれには欠けているし、このような形而上学は不可能である、と彼は付け加えたのです。〔…〕しかしわれわれが自然にそこに置かれている時間や、われわれが通常ながめている変化は、事物に対するわれわれの行動を容易にするために、われわれの感覚と意識が粉砕してしまった時間であり変化であります。感覚と意識がこしらえたものを壊して、われわれの知覚をその根元まで連れ戻すなら、われわれは新しい能力に頼る必要なしに、新しい種類の認識を手に入れるでありましょう。04

ここでベルクソンは、科学的世界観や科学的認識を否定しているわけではない。ベルクソンの主張をまとめるとこうなる。

先に述べた「存在」と「実体」の区別を用いるなら、科学の対象は合理的な仕方で認識される「存在」であるが、哲学の対象は直観によってしか把握されない「実体」である。このふたつの種類の実在は異なるリアリティをそなえている以上、科学と哲学の一方が他方を否定することはできず、両者は互いに相補的である、ということである。

つまり一方には科学が対象とする世界があり、他方には哲学が対象とする「持続」の世界がある。このふたつの世界は異なるリアリティをそなえているが、いずれも同じひとつの世界の異なるふたつのあらわれ方であり、あるいは異なるふたつの認識によってとらえられた世界である。

このようなベルクソンの主張は、かつてカントが人間の認識から放逐した「宗教的直観」を「哲学的直観」として、その認識の対象である「実体」とともにふたたび救い上げようとするものである。そして、そのような考え方はこれまで本書で取り上げた精神療法家や心理学者、哲学者の思想にも、それぞれ異なる仕方ではあれ、共有されているものである。

精神の二側面――「モノ」と「コト」

ただし、そのように述べると、読者のなかには本書および本書が取り上げてきた思想が、非科学的な迷信や神秘主義体験を礼賛しているかのような印象を受ける人がいるかもしれない。ここで誤解を避けるために最小限の補足をしておきたい。

ひとくちに「科学」といっても、実際には科学には多くの分野がある。自然科学と社会科学では、対象も手法も異なるし、そこで使用される論理や法則、そこで導き出される結論の確実性もさまざまである。

数学は問いに対してもっとも確実な回答が導き出される学術分野であるが、そもそも数学は「自然」を対象としていないし、古代から存在する学問であるから近代科学にも入らない。また数学者たちも数学を自然科学とみなしていない。実際、20世紀末に先進諸国の大学で「数理科学」に名称が変更されようとしたときに、多くの数学者たちが「数学を科学のようないいかげんな分野と同一視するな」と怒って反対したほどである。

自然科学は科学のなかでもっとも確実性が高いと一般に思われているが、それでも実験室のかぎりなく理想的な状態の下で均質な物質を扱う物質科学と、野外の変化する状態の下で個体にばらつきのある生物種を扱う作物科学や生態学、一度たりとも同一の現象が観察されない気象科学では、問いに対する回答の確実性が大きく異なる。

そして人間という生物を対象とする医学、さらに人間の精神を対象とする精神医学や心理学になると、環境の違いや個体差がもっと大きくなり、物質科学と同じような確実性を求めるわけにはいかない。

くわえて人間（動物も含む）は、それぞれ意志と主体性をもち、また人間関係や文化環境、政治・経済状況といった異なる水準が複雑に絡み合った環境に大きな影響を受ける存在である。そこでは実験室で物質を扱うように、同一の手順が同一の結果をもたらすことはありえないのだ。つまり人間の精神については、自然科学の対象である「モノ」としてだけではなく、むしろ歴史学や文学などの人文学が扱う対象のように、「コト」つまり出来事やプロセスとしてとらえることが必要になる。

もちろん精神は、脳や神経といった「モノ」を基盤としている。しかし神経科学や脳科学などの自然科学的アプローチは、たしかに「モノ」としての神経や脳細胞に効果があるにせよ、それが「コト」としての精神に効果的であるかどうかは不確実である。それが効果をもつのは、その精神疾患の主な原因が脳や神経など物質的領域にある場合に限られるからである。また、精神医学や心理学のさまざまな治療技法についても、誰に対しても同様の効果があるとは限らない。個人の精神は、その身体よりもいっそう多様だからである。

他方、精神を複雑な出来事の連鎖とネットワークからなる「コト」あるいは「プロセス」としてとらえるとき、そこでは一般的な医学的治療の考え方、つまり病気の原因を「モノ」として特定し、その原因を取り除くという考え方とは異なり、精神が病気の状態から健康な状態へと変容するプロセスを促し、それが阻害されないよう時間をかけて見守るという「ケア」の観点が必要となる。

中井久夫の「精神科では医師の領分と看護師のそれが非常に近い」「医師が治せる患者は少ない。しかし看護できない患者はいない」[05]という言葉は、精神が「モノ」と「コト」の両面をそなえていること、あるいは精神医療が「治療」と「ケア」の双方にまたがる領域であることを明確に表現している。

「ケア」の領域――近代の外に出る

そうであれば、「ケア」というのは「実体」「プロセス」「コト」に大きく関わる領域の作業であるとともに、「ケア」という概念それ自体に近代的世界観と衝突する、あるいは宗教的世界観に近い側面があることがわかる。実際、倫理学においてケア概念は、カントに代表される近代倫理哲学への異議申し立てとみなされている。そこで、そもそも「ケア」という概念がどのような出自であるかを振り返ってみたい。

学術界で「ケア」という概念は、１９８０年代のアメリカで心理学や哲学などのさまざまな分野で浮上していた。特に心理学者キャロル・ギリガンの『もうひとつの声で』[06]（原著１９８２

年）は、「ケア」概念を提唱した先駆的著作として知られている。

この著作は彼女の師であるローレンス・コールバーグの道徳性発達理論を批判する意図で書かれたものである。コールバーグの理論は発達心理学の大家ジャン・ピアジェの影響を強く受けたもので、その観点はきわめてカント的である。つまり彼は子どもの道徳的発達を、自己中心的で感情的な段階から普遍的で合理的な段階へと進むと考えた。

しかしその考え方に従うと、女性より男性のほうが優れているという調査結果が得られる。ギリガンはそのような考え方を批判し、男性と女性のあいだに道徳的能力の優劣があるのではなく、男性と女性は異なった観点から道徳をとらえる傾向があるのだと主張した。つまり男性は普遍的正義や抽象的規範を求める「正義志向」があるのに対して、女性は目の前の相手に対する共感や同情を重視する「ケア志向」があり、いずれも倫理的な態度であって後者を劣った態度とみなすのは偏見にすぎない、というわけだ。

このようなギリガンの主張は、彼女の主張を曲解した一部研究者から「女性への固定観念を強化する考え方」として批判されたものの、フェミニズム研究者たちからおおむね歓迎され、ケア労働と女性の関係についての社会学研究に新たな光を投げかけた。また倫理学においては近代の（カントやロールズなど）功利主義や合理主義に真っ向から挑戦する新たな倫理学の構想に道を開いた。

ここで看護学研究者のフィリップ・スヴァンドラによるコールバーグとギリガンの観点を比較した次の表を見てもらいたい［表2］。

　この表でスヴァンドラは、コールバークの道徳観を近代の合理主義的な「正義の論理」としてとらえ、ギリガンの「ケアの倫理」と対置させている。実際、「正義の論理」の特徴は、先に述べたカント哲学の特徴をそのまま表明している。というのもカント哲学においては、倫理的であることは理性の普遍的な原則をあらゆる事象に適用することとみなされたからである。

　このような道徳観は、どのような人物に対しても個別の事情をいっさい考慮することなく同一の規則を適用する官僚や、どのような犯罪者に対してもその背景を考慮することなく同一の

	正義の論理	ケアの倫理
原則	公平と公正、合理的観念	女性の経験に根ざす「もうひとつの声」
個人のあり方	自律的	脆弱的（主な欲求を満たすために他者を必要とする）
対処すべき悪	不平等と抑圧、偏見	排除と他者の苦しみ
求められる道徳的能力	抽象的原則の習得	関係的・文脈的な道徳的態度の発達
優先される道徳的志向	普遍的原理の普遍的適用、演繹的かつ抽象的な理性	文脈と場合に合わせた応答
目的	権利（法）の尊重	人間関係の維持・保全
振る舞い	自律的で独立した個人として公平に道徳的評価を下す	相互依存的な個人として人間関係に関与し、共感的感情を経験する
優先される感情	尊敬	気遣い

表2「正義の論理」と「ケアの倫理」[07]

刑罰を定める裁判官のような観点に立つものである。

そこで「善」とみなされて優先されるのは、普遍的な規則や法の適用であり、その執行である。つまり物理学者が物体を均質な「モノ」とみなして物理法則を適用するように、裁判官や官僚も人々を均質な「モノ」とみなして、規則や法を適用する。

他方、「ケアの倫理」はそれと反対に、それぞれの相手の事情や背景に共感し、相手と自分や周囲の人間関係に応じて対処を変えるものである。そこで善とみなされて優先されるのは、環境(表では「人間関係」)の維持・保全である。そこで相手は周囲の環境と結びついた「プロセス」、あるいは「コト」とみなされる。

したがって前者が近代的世界(人間)観に立つとしたら、後者はそれとは別の世界観に立っている。先ほど挙げたカントとベルクソンの対比を思い返すなら、「ケアの倫理」はベルクソンの「持続」、つまり理性的認識ではなく直観にもとづく倫理と考えることができる。

実際、ケアというのは先の例で述べた農家の作業に似ている。というのも、農家が質のよいジャガイモを育てるために、その前提である土や周囲の環境に配慮し、場合によっては直観に頼って育て方を変え、あとはよい結果を祈るというのは、私たち(といっても一般に女性に押しつけられている)の日常的な子育てや介護、看護の作業と変わらないからである。

ここで見方を少し変えれば、第7章で述べた「主流精神医学」と「反精神医学」、また「浅いエコロジー」と「深いエコロジー」の関係とも大きく重なることが見て取れる。つまり「正義の論理」が普遍的原理を演繹的に適用し、個人を独立した自律的存在とみなす点は、「主流精神医学」と「浅いエコロジー」の科学主義と重なり、他方で「ケアの倫理」が文脈に合わせて共感的に対応し、個人を相互依存的な存在とみなす点は、「反精神医学」と「深いエコロジー」における、自己と他者が区別されない「ネクサス」の観点と重なる。

さらに、この対比はほかにも「都市」と「農村」、「近代」と「未開（あるいは前近代）」、「大人」と「子ども」、「男性」と「女性」、「科学」と「人文学（宗教）」など、さまざまな領域における対比――つねに前者が後者より優れているとみなされる――に共通していることが見て取れる。

そのように広い観点からとらえ直すと、ギリガンによるコールバーグに対する異議申し立ては、そのまま「女性」による「男性」至上主義に対する異議申し立てであると同時に、「非近代」による「近代」への、「子ども」による「大人」への、「農村」による「都市」への、「人文学（宗教）」による「科学」への異議申し立てを潜在的に含んでいるといえよう。

そのようにとらえるなら、現在の倫理学の分野でケアを重視する思想が、カントに代表される近代の合理主義的な倫理学に対抗する新たな思想潮流とみなされているのも、なんら不思議なことではない。

ギリガンらの「ケアの倫理」は、人間を関係のなかで相互に依存しあい、「脆弱さ（ヴァルネラビリティ、傷つきやすさ）」を抱える存在としてとらえる点に特徴がある。その脆弱さは人によって異なる以上、それに対処する仕方もそのつど異なる。

というのも、人間を「コト」や「プロセス」としてとらえるケアの観点に立てば、傷ついた心が癒えるのはレインのいう精神病者が「ネクサス」を再構成するプロセスと同じであり、いわば目に見えない精神世界の「旅」だからである。そこでは一律に同じ対処が同じ効果を上げるわけではないし、他者が当人に代わることもできない。支援者にとって必要なことはその旅が無事に進むように、当人の状況に注意深く配慮し、支え、必要におうじて手助けをすることであろう。

自然環境問題にむけてケアをひらく

長い回り道になったが、私たちはようやくケアが自然環境問題に結ばれる地点に到達した。

先ほど述べたように、精神内のエコロジー（ネクサス）と自然環境のエコロジーが相互に対応関係にあり、共通の論理によって理解されるものであるとしたら、精神的領域における「ケア」の意義は、そのまま自然環境にも当てはまるはずである。つまり地球温暖化をはじめとする自然環境問題を人間が「治療」する方法についてはまだ見つからないとしても、傷ついた自然環境を人間が「ケア」することは可能であり、それは自然環境の「治癒（回復）」を促す可能性をもつからである。そしてケアという概念が苦しむ他者に対する共感に依拠することを思い起こすなら、自然環境へのケアもまた人間以外の諸存在に対する共感に依拠するはずである。

そのことを示すために、ひとつの研究を事例として取り上げる。

ギリシャの研究者メタクシア・マルカキは最近の論文[08]で、キオス島の伝統的農業に関する社会生態学調査をおこない、生物多様性保全に「ケアの論理」が果たす役割を考察している。

キオス島では古代ギリシャ＝ローマの時代から「マスティハ」という樹木の樹脂を加工した天然のチューインガムが伝統的な方法で生産されつづけており、2014年には無形文化遺産に指定されている。マルカキは、キオス島でマスティハ栽培をおこなう農民たちを調査し、そこで農民たちがマスティハの樹木に対して、人間を相手にするのと同じように対話や感謝の念を捧げながら世話をしている様子を報告している。

マルカキによれば、そのような農民たちの樹木への「ケア」は、身体的知として世代間で継承されるとともに、農民たちの社会関係にも反映され、「ケアの共同体」が形成される原動力となっている。さらに、そのように形成されたケアの共同体は、農家たちがグローバル資本主義経済の圧力に抗するための原動力になっている。


グローバルな商品連鎖にからめ取られ、拡大する都市化のプロセスにさらされながらも、彼らは手作業によるケアと労働をとおした親密さを維持している。そのような彼らは、現在の資本主義経済においてさえ、その純粋に搾取的で抽出的な「人間」と「自然」の関係モデルに対するオルタナティブを示している。本論ではそれを「ケアの社会生態学」として概念化した。[09]

そしてマルカキは、そのような自然環境に対する「ケア」とその社会生態学的な取り組みは、人間中心的な世界観を克服し、現在のグローバル資本主義体制において痛めつけられた自然環境とともに人間の共同性を回復するための指針になりえると結論する。

ミクロとマクロの関係、人間の身体と樹木の関係、日常的な活動の中で、ケアは相互性を確立し、絆を育む。種と種の間の関係空間に内包されるケアは、人間中心の概念としてではなく、異なる生命体間の互恵性の条件として、また共同体や土地や領土を形成する生産的な力としてあらわれる。そのような経験のうちに、現在の支配的パラダイムに対するラディカルなオルタナティブの可能性が見出される。すなわちケアの社会生態学は、私たちが現在の社会的・環境的な圧力に対して抵抗し、共生のための別の物語を示し、さらに現在の社会生態学的危機に対処し、回復に向かうことを可能にするものである。[10]

この著者の結論に対する評価は脇に置いておくとして、ここで「ケア」が人間と人間以外の存在との関係においても見出されることは確かである。

つまりケアは、もはや人間関係における他者への精神的配慮を意味する概念であることを超えて、またフェミニズムや医療、福祉などの社会的領域におけるオルタナティブな観点であることを超えて、人間と他の生物種や物質の世界を共感的関係のうちに結ぶものとしてとらえられている。ようするにケアは、いまや医療や看護、福祉の領域を超えて、自然環境問題の領域にまで開かれた概念となりつつあるのだ。

このようなマルカキのケアと自然環境問題の関係についての議論が、前章の終わりに述べたガタリのエコロジーについての議論を補足するものであることは明らかだろう。ガタリは統合失調症の治療理論を拡張し、自然環境問題の解決にあたり、その核心にあるのが人間とそれ以外の諸存在との内的な結びつきの回復であると考えた。マルカキの議論において「ケア」は、自然環境との共感的関係をつうじてそのような内的な結びつきを回復する行為として示されている。

マルカキが紹介した樹木と対話するキオス島の農民のような、ケアをつうじた人間と自然環境との共感的関係は、かりに科学的観点や客観的観点に立って自然環境を「モノ」とみなすのであれば、たんなる主観的な思い込みや幻覚、妄想にすぎないものと映るだろう。しかし、その自然環境を「モノ」とみなす観点こそが、自然環境の果てしない収奪と搾取を正当化し、現在の自然環境危機を引き起こした根本的原因であることを振り返るなら、ガタリやマルカキのように、一般には主観的な思い込みや幻覚、妄想にすぎないものとみなされる非人間的事物との共感的関係のうちに、自然環境危機を根底から克服する可能性が見出されるという考えることには、一定の正当性が認められるように思われる。

実際、私たちがしばしば環境問題解決のスローガンとして掲げる「自然と調和する社会」は、自然と人間のあいだの共感的関係にもとづく社会を意味しないのであれば、いったいどのような社会を指すというのだろうか？

ケアがもたらす「異界」

こうして私たちは、ふたたび憑依と異界の領域に戻ることになる。

というのも、伝統的社会にみられた「狐憑き」をはじめとする憑依現象は、山や畑などの自然環境が「狐神」や「精霊」という形で人間精神と結びつくことの具体的事例であり、それは人間と自然環境との共感的関係や内的な結びつきがなければ起こりえないからである。

そして「異界」とは、そのような狐神や精霊のように、客観的にとらえられた日常世界においては実在しないが主観的にとらえられた世界において実在する諸存在との交流がおこなわれる場を指す言葉である。そうであれば、「ケア」はそのような場を顕現させる行為であるといってよいかもしれない。

実際、医療や看護、福祉など人間を相手とする現場であっても、自分が向き合う相手が固有の心をもっている存在であることを感じ取り、相手とのあいだに共感的関係が結ばれるとき、その相手はそれまでとは異なる容貌を帯びて目に映りはじめる。たとえば、それまでは流れ作業のうちに相手を他の人々と同じように均一な「モノ」と見ていたのが、相手の細かい表情の変化や服装の特徴から相手の心の機微が感じ取られるようになる。

そのとき、それまでの日常的に見慣れた世界のうちに、ほんのわずかではあれ、はじめて見る別の世界が姿を現す。それは日常世界のなかのちっぽけな「異界」である。

　私たちの多くは、親しい人間の数だけ、あるいは共感的な関係を結ぶ対象の数だけ、小さいけれども多くの異界のあいだを往来している。しかし、なかにはそのような親しい対象をすべて失った人々や、世界との共感的な関係さえも失ってしまう人々もいる。

　本書で扱った精神疾患の患者や引きこもりの人々はその代表的な例であるが、他方で過酷な労働によって疲れ果てた労働者や学校内のいじめにより孤独のうちにある子どもたちも、人間を貨幣価値でしか見れなくなった拝金主義者や他者を自分の道具としか見ない企業戦士も、程度や形態の違いはあれ、人々や世界との共感的関係を失っている点では同様である。そこでは「異界」が失われているのだ。

　あるいは同じことだが、本章の前半で述べた言葉を用いるなら、その世界は「存在」で占められる代わりに「実体」が失われている。というのも、そこでは自己も含むさまざまな存在は認識されていても、それらの存在たちを結び、支えている共通の根拠としての実体が見失われているからである。その実体こそは私たちの内的な宇宙と自己の結び目であると同時に、私たちの外的世界と内的世界を結ぶものでもあるにもかかわらず。

　そのような実体の一例としてかつての「お稲荷さま」信仰を例にあげると、お稲荷さまは人々の内的世界では神として人々に存在意義を与えるものであると同時に、外的世界では自然環境として人々の生活を支える根拠でもあった。さらにそれは、人々が自然環境との共感的関係をもち、自然環境を「ケア」していることの証でもあった。一方、現在の私たちはそのように失われたケアと異界を回復することの必要性に迫られている。そうであれば、このような過去の事例は、これから人間社会が自然環境とのあいだの関係を新たに結び直すにあたり、大きなヒントを与えるはずである。

このようなことをいえば、読者は「古い伝統的な信仰を復活させろと言うのか」ととまどうかもしれないが、それはまったくの誤解である。というのも、人間以外の事物との共感的関係をもつためには、宗教や信仰に頼る必要はなく、それらの事物の精神的価値や固有性を感じ取るための感性や文化があればよいからである。

この章を終えるにあたり、自然環境への共感的関係とそれにもとづくケアが「異界」への道を開くものであること、その異界はある種の感性によってとらえられる「実在」であることを読者に感じ取ってもらうために、ちょっとしたエピソードを紹介しておきたい。

＊　＊　＊

筆者〔真保呂〕は大学の環境問題についての授業で、しばしば昔の里山の生活を紹介するのだが、そこで狐憑きについて説明すると、しばしば学生から「狐の神様って本当にいるのですか」という質問があがる。

筆者が「もちろん、いますよ」と真面目な顔をして答えると、いつも決まって学生たちは「冗談でしょう」「どこに行けば会えるのですか」「見ることはできますか」と驚いた反応を示す。そこで筆者は「それなら案内しましょう」と、あらかじめその質問を想定して用意したスライド資料を教室のスクリーンに映す。

最初に、大学のある琵琶湖周辺の里山の写真をみせてから、筆者は学生たちにこう告げる。

目をつぶって、こう強く想像してください。あなたたちの何世代も前のご先祖たちは、この山で生活していました。いま、不思議な魔術かテクノロジーの力で、あなたたちは突然ご先祖に乗り移りました。

あなたは生きるために、この山の木を切って家屋や道具をつくります。田んぼや畑では山の森の落ち葉を肥料にしています。山を流れるきれいな川の水を飲んで暮らしています。

この山がもたらしてくれる恵みが、あなたと家族の生活を支えています。そして、あなたはその生活を先祖から受け継ぎ、また子孫たちにも受け継がせなければなりません。ですから山が荒れることがないよう、水が枯れたり汚れたりことのないよう、普段から山の様子に気を配り、間伐《かんばつ》や落ち葉かきなど、いろいろ山を「ケア」しています。

そう自分自身に強く暗示をかけてください。

しばらく時間をとったうえで目を開けてもらい、ふたたび同じ写真を見せ、学生に「さっきと違いがあるように感じた人はいますか?」と尋ねる。すると幾人かの学生から、「さっきより山が生き生きとして見えます」「色が鮮やかに見える気がします」「なにか切ないような、胸に迫ってくるものを感じます」という答えが返ってくる。
それらの反応を想定していた筆者は内心でほくそ笑みながら、真面目にこう述べる。

先ほどはどこにでもある「ただの山」に見えたでしょうが、今回はすこし違って見えますよね。その違いこそが、狐の神様がいる場所への入口です。
それは「異界」と呼ばれるような世界で、客観的に実在する世界ではありません。それでも皆さんの感性は〈違い〉があると感じ取りました。ですからその世界は、皆さんの感じ取った〈違い〉が実在するような仕方で、実在するわけです。
もし皆さんがその〈違い〉を入口にして、その先にずっと進んでいけば、いつか狐の神様に会えるでしょう。がんばってくださいね。

このような説明に学生が狐につままれたような腑に落ちない顔をするのを見て、次の言葉で学生をからかうのが筆者の密やかな楽しみになっている。

ほら、いま君たちの顔をつまみに狐がやってきたでしょ。

コラム3

ラトゥールとガタリ

現在の国際環境政策や社会科学に大きな影響を与え、2022年に死去した文化人類学者ブルーノ・ラトゥールは、晩年の大著『ガイアと向き合う』[01]（原著2015年）で、近代世界とそれを支える近代的主体によっては地球環境問題を克服することは不可能であるという観点から、近代に代わる新たな世界とそれを創造する新たな主体の必要性を説き、その主体を「アースバウンド（大地と結ばれた者）」と呼んだ。

ラトゥールによれば、近代世界――現在の気候変動を引き起こした体制であるため「旧気候体制」と呼ばれる――は、デカルト的な心身二元論の世界観にもとづくものとみなされる。つまり世界を精神（人間）と物質（自然）に分け、物質を「生（アニマ）のないもの」「（主体性のない純粋な）客体」とみなす科学的観点である。その観点は近代自然科学の驚異的な発展と、それにもとづく工業化や都市化をもたらした。しかし、同時にそれは自然を人間が支配する領域として、従属する所有物として、科学的に制御される対象としてとらえる人間中心主義の観点と深く結びついている。

ところが現在の地球環境問題が示しているのは、人間が自然を支配・所有・管理することの不可能性であり、人間に対する自然の「反抗」である。というのも、自然は無際限の都市化・工業化を受け入れることもなければ、人間の意図したとおりに動く「客体」でもなく、エコロジー的な仕方で人間の存続を危うくするほどの反応を示す「主体」だからである。つまり「アニマ」をもたないとみなされた自然は、実際にはアニマをもっていたのだ。

ラトゥールは、近代世界とその帰結である地球環境問題を克服するには、新たな世界（「新気候体制」と呼ばれる）を打ち立てる必要があり、そのために私たちは新たな主体に変容する必要があるという。すなわち、いまや自然に「アニマ」があることを認め、人間と自然（地球）の関係を、もはや主体と客体の関係ではなく、主体どうし（人間とガイア）の関係としてとらえ直さなければならず、そのようなガイア（大地）と深く結びついた新たな人間が「アースバウンド」である。

ただし、両者の結びつきは科学的な「客観性」ではなく、文化的・美的な「主観性」の領域に求められる。というのも、人間精神と自然環境がともに「生きた主体」として結ばれるのは、科学的な客観性の領域ではなく、感性や価値、経験といった主観性の領域だからである。

ここでラトゥールがドゥルーズ＝ガタリの思想に多大な影響を受け、その思想の継承者と目されてきたことを踏まえるなら、この「アースバウンド」の議論と本章で述べたガタリによる統合失調症の治療理論がきわめて類似していることに気づく。

ガタリが統合失調症の原因とみなしたのは、科学的・客観的にとらえられる世界ではなく、患者の精神内の主観的世界において宇宙（U）と自己（T）が切り離されることであった。逆に治癒は、その宇宙と自己がふたたび結びついて新たな主体が生まれることに求められた。そしてラトゥールが地球環境問題克服の鍵とみなした「アースバウンド」も同様に、主観的世界において人間と自然が切り離されている近代人に代わり、その結びつきを回復した主体として提唱されている。つまりガタリにおける統合失調症の治療論は、ラトゥールにおける自然環境問題の克服に関する議論と重なっているどころか、共通の考え方にもとづいている。

さらに、ここで述べたような、環境問題を克服するために近代的世界からの脱却の必要性を説くラトゥールの主張は、近代的世界を前提とした取り組み（シャロー・エコロジー）を批判するアルネ・ネスらの「ディープ・エコロジー」の主張に大きく重なっているどころか、それを継承するものとみなされる。

ラトゥールの主張は、環境問題に対する自然科学的な解決策の説明に慣れた人々の目には、おそらく奇異あるいは非合理に映るだろう。しかし現在の国際環境政策＝科学においては、その非合理な領域（自然と人間の文化的な結びつき、自然の多様な価値など）の重要性が強く認識され、政策課題として重点的に取り組まれるようになっている（たとえばＩＰＢＥＳ＝生物多様性及び生態系サービスに関する政府間科学－政策プラットフォーム[02]）。

そのような状況を考えれば、ラトゥールの主張が身近に受け入れられる日もそれほど遠くないかもしれない。

終章

すぐそばにある異界

本書では「異界」を鍵としながら、精神医療あるいは心のケアの本質について探求をつづけてきた。この旅もようやく終わりにさしかかったようである。

これまで述べてきたように、当時の主流の精神医療に対する挑戦であった。しかし、近年の精神医療の潮流においては、彼らの試みはほとんど忘れられているか、若い世代においてはそもそもそのような試みが存在していたことにすら気づかれていない。

R・D・レインやフェリックス・ガタリ、中井久夫らによる試みは、当時の主流の精神医療に対する挑戦であった。

彼らは共通して、統合失調症などの精神疾患を「旅」または「プロセス」としてとらえ、そこからの回復のために非日常的世界をくぐり抜けていくことの必要性を説いた。筆者らはそれを「異界」をめぐる旅としてとらえた。

このような非科学的な物言いには違和感をもたれるかもしれないが、その入り口は、症状、夢、そして「お客さん」という、日常と非日常の狭間《はざま》にある現象であり、それを通り抜けたときに回復のプロセスがはじまるという意味で、やはり「異界」をめぐる旅というのがふさわしいと思う。

科学主義的世界観と近代

レインらの「反精神医学」において問題視されたのは近代の科学主義的世界観、またそれに根ざした精神医療であった。中井やガタリも、精神医学のすべてを否定はしないものの、この問題意識は共有されていたといえるだろう。その背景となっている科学主義的世界観は、今やますます自明視されているものであるが、人類史においてその歴史はそう長くない。

ここで前章の議論を整理しながら話を進めていこう。

近代以前、中世のキリスト教神学においては、触れたり感じたりできる世界（「存在」）は、その背後にある直接感じることができない神の摂理（「実体」）によって成り立っていると考えられていた。ここでは、私たちの感覚や知覚を超えたところにある「実体」のほうが真の実在（リアル）であるという考え方が支配的であった。本書ではこの潜在的な「実体」に属する世界を「異界」と呼んできた。

しかし近代になって、世界をモノという「存在」からなる機械的メカニズムとしてとらえる科学的世界観の登場により、宗教的直観によってとらえられる「実体」のリアリティは失われ、代わって理性による認識が絶対視されるようになった。そして、神の声を聞いたり神の摂理を認識したりすることは非理性的な「病理」として治療の対象になっていった。

また日本においては、キリスト教世界とは異なった経緯ではあったが、明治維新とともにはじめられた新政府による改革によって、民衆のあいだにも科学主義的世界観が急速に浸透していった。新政府は迷信を一掃するために、はやくも明治初期には憑霊《ひょうれい》現象についての禁止令を出し、取り締まった。その後、精神医学（当時は「精神病学」）が輸入されていくなかで、これらの憑依現象は「精神病」とみなされて治療や監禁の対象となっていった。

しかし、キリスト教世界においても日本においても、19世紀末には、科学的世界観に対する反動として心霊主義（スピリチュアリズム）という思潮が広がっていった。これはキリスト教神学における神秘主義よりも通俗的な、死者の霊魂との交流を信じるものであった。それゆえに日本にもともとあった霊魂観ともなじみやすく、「コックリさん」の例にみるように、西欧とほぼ時期を同じくして民衆に広がっていった。

心理療法（精神療法）は、このような神秘主義や心霊主義と科学的世界観との間隙を埋めるように誕生した。たとえば、催眠療法の源流とされるF・A・メスメルは自身がエクソシズム（悪魔祓い）との関連を認めているし、C・G・ユングは心霊主義の研究者フレデリック・マイヤーズの影響を強く受けているという。特にユングの「集合的無意識」や「共時性（シンクロニシティ）」という考え方には神秘主義や心霊主義の影響が強くうかがわれる［★］。

「心」とは何か

このようにキリスト教世界においても日本においても、近代化の過程で科学的世界観が浸透していき、「心」と「魂（実体）」との結びつきは希薄になっていくが、それでもこの結びつきがすべて失われたわけではない。墓参りや地域の祭りの習慣はまだ残っているし、心理療法も、それらの結びつきを回復させようとする営みである。しかし心理療法は、科学主義的世界観のなかにそれに矛盾する原理を統合するという困難を抱えており、つねに不安定な位置に立つことになる。

次の中井の言葉は、これまで述べてきたような「心」と「実体」の関係について語ったものであるが、これは「心」の回復を考えるうえで重要な視点であると思われる。

「こころ」というのはその人を取り巻く（治療者も含む）無数の人や物と交流のなかで息づいているものだと思うんです。先にも言ったけれど、「ここ」にいる人のうちに何らかの「実在」というのかな、が目にみえないかたちで宿ったもの、局在化したものということができるかな。その人の住んでいる世界とか、むしろ宇宙と呼んだほうがいいんだろうけれど、そういうものがその人のうちに局在化したもの、と言うべきかもしれない。そのようなかたちでしか「こころ」は生命あるものとしては存在できないんじゃないかと思うんです。[01]

一見すると、中井の言葉は曖昧でとらえづらいかもしれないが、じつは明晰な内容である。ここで中井が「宇宙」や「実在」と呼んでいるものは、先に説明したキリスト教神学における

［★］日本においては逆に、政府によって取り締まられた霊能者たちが、それまで「神通力」などと称していた技法を「催眠」と呼び替えて、「心理療法」の名のもとに科学的世界観に潜り込ませてきた。そしてそのような状況で、明治43年に東京帝国大学助教授の福来友吉が「千里眼事件」に関わったことにより日本における「心理療法」の研究は半世紀にわたり途絶えることになった。

「実体」のことである。

近代以降に発展した精神医学や心理学において、「心」は個人の「脳」のなかで生起する現象のようにとらえられてきたが、それは表面的なとらえ方である。そうではなくて、個人を超えた社会、文化、生態系などが絡み合った「宇宙」としての「実体」が、個人のなかに局在化したものが「心」なのである。

つまり、私たちという「存在」には、「実体」の属性がそれぞれに投影されているが、私たちは「実体」と同じものではない。また、私たちという「存在」には、モノとしての側面と、コトとしての側面があり、特に「心」はコトという側面に関わる現象である［図1］。

少し具体例をあげて説明してみよう。

日本から海外にわたった寿司職人は、寿司にまつわる食文化や世界観（「寿司道」）をたずさえている。もちろん職人は寿司道そのものという「実体」ではないが、その属性をそなえた「存在」であるし、彼がにぎる寿司もまたそこから生み出された「存在」である。このとき、寿司の味やその調理技術に注目すれば、それは寿司道をモノとしての側面からとらえることになる。別の人は、職人のたたずまいに日本の寿司道の「魂」や「心」を感じたりするかもしれない。これはコトとしての寿司を味わうことである。

では、ここでは寿司道という「実体」をどのように考えればいいのだろうか。それは日本食という大きな文化の一部であり、また日本の稲作や海洋資源を含む生態系との関わりで成立している文化であり、そこにはそれらへの信仰も関わっており……とさまざまな文脈が絡まり合っている。これは東洋思想における「道（タオ）」というべきものであり、中井が「宇宙」という言葉を用いたのも納得がいくだろう。

コスモロジーの再生

中井にしたがえば、宇宙と自己との結びつき（コスモロジー）が危機に瀕したときに、心も危機に陥るということになる。たとえば、環境の急激な変化によって、それまでその人を支えていたコスモロジーが揺らいだときなどに、ある種の精神的症状があらわれる。ただし、精神的症状はコスモロジーの解体の結果ではなく、むしろそれを修復するか、再生するように働いているととらえるべきものである。

この修復や再生のプロセスが、「狐憑き」な

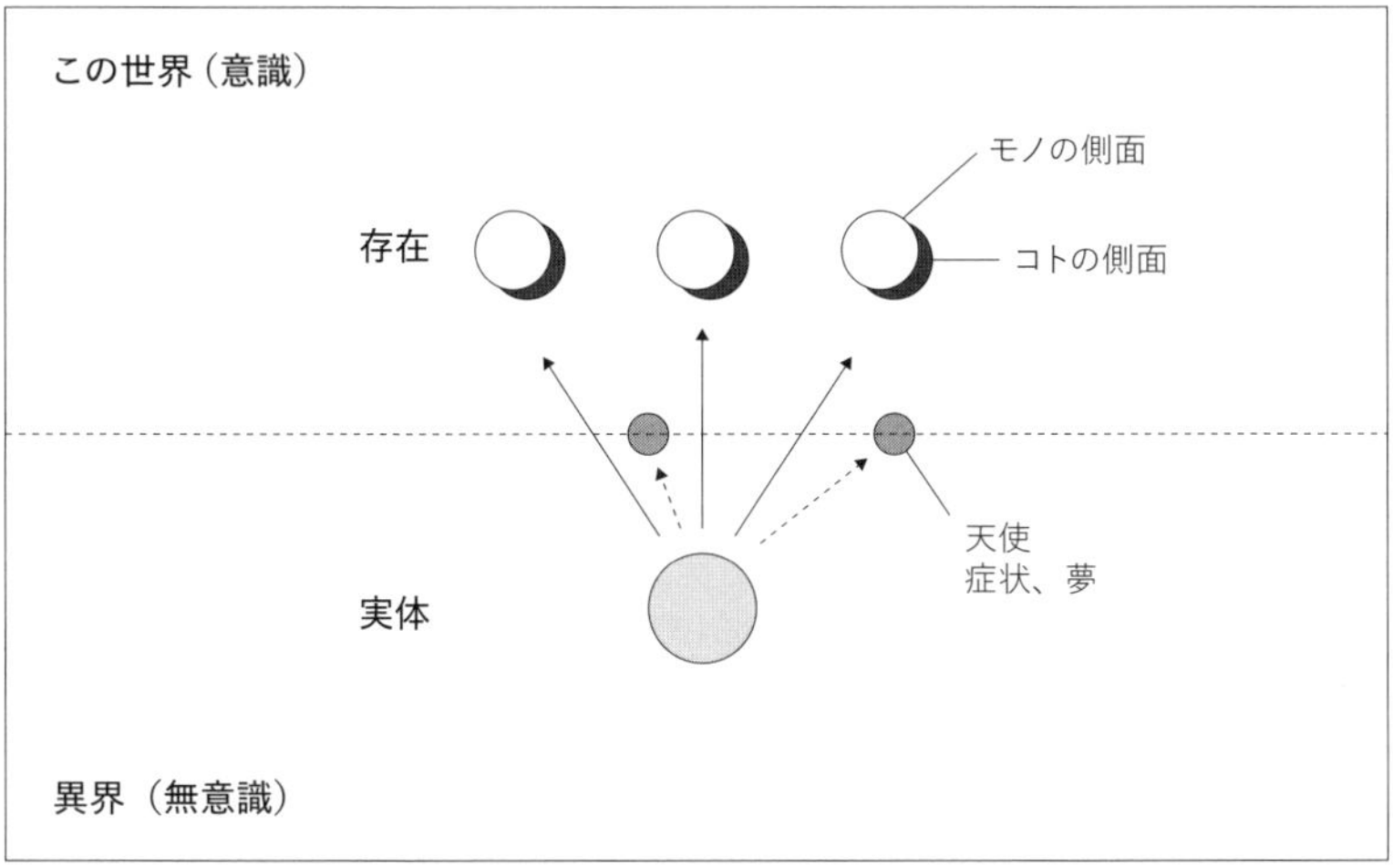

図１　実体と存在との関係

ど文化に特有の症状をともなってあらわれた場合「文化依存症候群」となるが、なかにはその人だけに固有のプロセスとして経過する場合もある。これを中井は「個人症候群」と呼んだ。中井はその例として、天理教の創始者の中山みきに起きた「神がかり」をあげているが、そのほかにも「天才」と呼ばれる人のなかには、精神疾患のような体験を通過して革新的なコスモロジー（科学でいえば「パラダイム」）を打ち立てるものもいるという。中井はこれをエランベルジェ（エレンベルガー）の言葉を借りて「創造の病い」と呼んでおり、フロイトやユングなどもその例にあげている。[02]

ガタリの「スキゾ分析」の考え方も、基本的には、中井のいう「個人症候群」の考え方に近い。すでに第8章で説明しているので繰り返しは避けるが、スキゾ分析においても、個人と環境とのネットワークを組み替え、社会環境を「治療機械」として組み直すことに主眼が置かれている。

これらの方法論においては、他の精神療法や心理療法のように、個人の内面や行動を変容させることが目的とはならない。そこでは「宇宙」と自己とのつながりが自然に回復していくこと、すなわちコスモロジーが再生していくことを支えることが支援の中心になる。

つまり、これは本書で「自然治癒過程」と呼んできたことであるが、ここで重要になるのが「ケア」という倫理である。中井は「個人症候群」の例として、中山みきとともにもうひとり女性の神仏憑依の例をあげているが、どちらでも彼女たちを拝んだ「夫のやさしさ」が重要な役割を果たしたと指摘している。[03] 夫の「拝む」という行為は、彼女たちへの「ケア」であるとともに、それを超えたところにある「宇宙」（あるいは「実体」）を信じることでもあり、「宇宙」と自己とを結びつけるものであるからである。

「異界」を取り戻す

べてるの家の当事者研究では「自分の苦労を取り戻す」ことが大切にされている。[04] そこでは「苦労」を解消することを目指すのではなく、むしろそれを積極的に利用することによって、人々が共に暮らすことができる場を築きあげてきた。この「苦労」が、自己と「宇宙」との結びつきの喪失からきているととらえると、「苦労」を取り戻すことがコスモロジーの回復を意味していることは明白である。

通常の精神医療においては、ここで「苦労」と呼ばれている精神的症状は、本人にとっての「異物」と考えられ、取り除かれるべきものとして対処される。しかし向谷地は、「苦労」が必ず何らかの意味でその人自身を助けているという点に注目し、その意味を探っていく。

向谷地が紹介しているシャワーを浴びながら大声をあげていた若者の例では、よく理由を聞いてみれば、シャワーの音が恐ろしい幻聴に聞こえるのでそれを打ち消すために怒鳴っていたということがわかった。[05] つまり「大声」はその若者の病理ではなく、彼が苦しい状況と戦うために必要な戦術だったのである。

当事者研究ではこのような「苦労」を「お客さん」とよんで迎え入れて、その「苦労」の居場所をつくっていく。それは「売るほど妄想があるならば、みんなに買ってもらえばいい」とカゴを持って売り歩くというものであったり、幼い女の子の声(幻聴)が聞こえるならお菓子を用意して一緒に遊んであげようという、一見すると奇想天外なものであったりする。

このような例では、精神医療において疾患や症状とみなされ、取り除かれるべきものとされてきた「苦労」の体験が、まったく新しい体験へと改造されている。しかしそれは、強引に別の文脈を押しつけられているのではなく、その「苦労」を仲間にかまってもらうなかで自然に変化が起こってくるのである。

向谷地は、精神的な「苦労」について、孤立した人々が周囲とのあいだにできてしまった溝を破壊して「つながり」を回復するための緊急避難的な自己対処であると述べている。しかし、ここで求められている「つながり」は表面的なものではないはずである。仲間とのつながりをとおして、そこにある営みに参加していくことが重要なのであろう。

先の「個人症候群」の例では、神がかりになった妻をその夫が拝んだことが転機となった。当事者研究では仲間同士が「お客さん」の存在を認め、お互いに世話を焼き合う関係のなかで、「まごころ」ともいうべき目に見えない温かさに包み込まれ、そこで「生きる意味」を取り戻す転機になっているのである。

このような、ケアの倫理によって守られた日常と非日常とのあいだにある場を、中井は「繭《まゆ》」にたとえた。中井は統合失調症からの回復過程で、患者と治療者のまわりに、自己からも世界から少し隔てられたかのような「繭につつまれた感じ」が生じると述べている。[06] そして、筆者とのある対話のなかでは、この「繭」が人間的な原理を超えたものに属する空間であることを示唆していた。

「繭」のなかで社会は生まれますか？ 宇宙は生まれるかもしれませんが。[07]

すぐそばにある異界

哲学者にして歴史学者でもあるミシェル・フーコーは、あるラジオ講座において「ヘテロトピア」という風変わりな概念について語った。[08]

ヘテロトピアはユートピアと関連する概念で、ひとことでいえば「現実にある異界」である。ユートピアが現実には存在していない理想世界であるのに対し、ヘテロトピアは「現実のなかにあるユートピア」ということもできる。

フーコーは、子どもたちはヘテロトピアをじつによく知っているといい、「庭の奥まった場所」「屋根裏部屋」などをあげている。

さらに言えば、――木曜の午後の――両親のダブルベッドである。まさしくこのダブルベッドの上に、大海が見出されるのである。というのも、掛け布団の中で泳ぐことができるから。そしてまた、このダブルベッド、それは天空である。というのも、そのスプリングの上で飛び跳ねることができるから。〔…〕それは夜である。というのも、シーツの中で亡霊になるから。そして最後に、それは快楽である。というのも、両親が帰ってきたときに罰を受けるから。[09]

大人にとって屋根裏部屋は物置であり、ベッドは休息のための道具でしかないが、子どもたちはその意味の結びつきをたやすく飛び越え、まったく異なった意味の結びつきを発明する。掛け布団が海となり、シーツは亡霊の衣装となる。そこは、現実を支配する空間や時間とは異質な秩序をもった場所なのである。

じつはヘテロトピアはどこにでも存在している。たとえば、若者たちのあいだではやっている「聖地めぐり」などもそうである。たんなる廃校舎であっても、アニメやドラマの舞台となったというだけでそこは「聖地」となる。

ただし、それが「聖地」となるのは物語を共有している人たちのあいだだけで、そうでない人々にとっては相変わらず、たんなる廃校舎にすぎない（ただしフーコーは精神病院や監獄もまた「逸脱のヘテロトピア」であるという。これらの場所は、非日常の論理によって支配された特別な場所であり、日常性や正常性から逸脱したとされる人々を囲っておく場所である）。

たんなる虚構や幻想として「異界」を切り捨てることは簡単であるが、ヘテロトピアという意味であれば、それはすぐそばに存在しているともいえる。精神疾患における「妄想」「幻覚」などもそうであるだろうし、「お客さん」も、夜みる夢もそうであろう。それらは日常の現実とは異なるもうひとつの現実であり、したがってそれらの世界は日常の現実性とは異なるもうひとつの現実性をそなえている。

「心」を取り戻したければ、まずはそこに足を踏み入れてみるとよいだろう。

「異界」はすぐそばにある。

引用・参考文献

I 異界

第1章

01 向谷地生良『技法以前——べてるの家のつくりかた』医学書院、2009年

02 向谷地生良「「当事者研究」の到達点とこれからの展開」『精神保健研究』第57号、2011年、27－32頁

03 べてるしあわせ研究所『レッツ！当事者研究2』コンボ、2011年

04 浦河べてるの家『べてるの家の「当事者研究」』医学書院、2005年、192－209頁

05 当事者研究ネットワーク「当事者研究基本用語集」https://toukennet.jp/?page_id=373（2024年6月6日閲覧）

06 向谷地生良『技法以前』50－68頁

07 同前、37頁

08 当事者研究ネットワーク「当事者研究とは——当事者研究の理念と構成」（向谷地生良）、https://toukennet.jp/?page_id=56（2023年12月24日閲覧）

09 向谷地生良『技法以前』37頁

10 同前、37頁

11 同前、92－94頁

12 同前、86－87頁

13 同前、94頁

14 T・パーソンズ『社会体系論』佐藤勉訳、青木書店、1974年

15 向谷地生良『技法以前』108頁

16 E・ミンコフスキー『生きられる時間（1）現象学的・精神病理学的研究』中江育生・清水誠訳、みすず書房、1972年

17 向谷地生良『技法以前』110頁

18 同前、111頁

19 同前、130頁

20 当事者研究ネットワーク「当事者研究基本用語集」https://toukennet.jp/（2024年6月6日閲覧）

第2章

01 一柳廣孝『「こっくりさん」と「千里眼」――日本近代と心霊学』講談社、1994年
02 向谷地生良『技法以前――べてるの家のつくりかた』医学書院、2009年、120頁
03 べてるしあわせ研究所『レッツ！当事者研究1』コンボ、2009年、130－139頁
04 同前、130－139頁
05 向谷地生良「当事者研究とは――当事者研究の理念と構成」https://toukennet.jp/?page_id=56（2024年6月6日閲覧）
06 べてるしあわせ研究所『レッツ！当事者研究1』70－79頁
07 内山節『日本人はなぜキツネにだまされなくなったのか』講談社、2007年
08 小松和彦『憑霊信仰論――妖怪研究への試み』講談社、1994年
09 べてるしあわせ研究所『レッツ！当事者研究2』コンボ、2011年
10 小松和彦『憑霊信仰論』
11 向谷地生良『技法以前』
12 同前
13 兵頭晶子『精神病の日本近代――憑く心身から病む心身へ』青弓社、2008年
14 大宮司信「日本における憑依研究の一側面――精神医学の視点から」『北翔大学北方圏学術情報センター年報』6号、2014年、1－6頁
15 日本精神神経学会監修『DSM－5－TR 精神疾患の診断・統計マニュアル』医学書院、2023年、319頁
16 E・J・カンツィアン、M・J・アルバニーズ『人はなぜ依存症になるのか――自己治療としてのアディクション』松本俊彦訳、星和書店、2013年
17 赤坂真理『安全に狂う方法――アディクションから掴みとったこと』医学書院、2024年
18 A・エレンベルガー『無意識の発見――力動精神医学発達史（上・下）』木村敏・中井久夫訳、弘文堂、1980年
19 國分功一郎『中動態の世界――意志と責任の考古学』医学書院、2017年
20 M・バフチン『ドストエフスキーの創作の問題』桑野隆訳、平凡社、2013年
21 べてるしあわせ研究所『レッツ！当事者研究2』
22 中井久夫『最終講義――分裂病私見』みすず書房、1998年、82頁
23 中井久夫「精神分裂病状態からの寛解過程――描画と併用せる精神療法を通してみた縦断的観察」『分裂病の精神病理2』東京大学出版会、1974年、203頁
24 川村邦光『日本民俗文化学講義』河出書房新社、2018年

第3章

01 村澤真保呂、村澤和多里『中井久夫との対話――生命・こころ・宇宙』河出書房新社、2018年、228－229頁、一部改変
02 W・ブランケンブルグ『自明性の喪失』木村敏他訳、みすず書房、1978年、73頁
03 同前、75頁
04 中井久夫、山口直彦『看護のための精神医学 第2版』医学書院、2004年、132頁
05 同前、132頁
06 斉藤道雄『治りませんように――べてるの家はいま』みすず書房、2010年
07 中井久夫、山口直彦『看護のための精神医学 第2版』124頁
08 中井久夫「世に棲む患者」『中井久夫集1』みすず書房、2017年、198－225頁
09 中井久夫『治療文化論――精神医学的再構築の試み』岩波書店、1990年
10 同前、51頁
11 中井久夫「風景構成法」『精神科治療学』第7巻3号、1992年、237－248頁
12 岩宮恵子『好きなのにはワケがある――宮崎アニメと思春期のこころ』筑摩書房、2013年、161頁
13 岩宮恵子『フツーの子の思春期――心理療法の現場から』岩波書店、2009年、139頁
14 岩宮恵子『増補 思春期をめぐる冒険――心理療法と村上春樹の世界』創元社、2016年
15 同前、126頁
16 同前、152頁
17 E・H・エリクソン『自我同一性』小此木啓吾訳、誠信書房、1973年
18 C・G・ユング『自我と無意識の関係』野田倬訳、人文書院、1982年
19 岩宮恵子『増補 思春期をめぐる冒険――心理療法と村上春樹の世界』創元社、2016年、118－135頁
20 同前、247－248頁
21 向谷地生良「向谷地さん、幻覚妄想ってどうやって聞いたらいいんですか？(1)――その神様ってどのへんにいるんですか？」『精神看護』第19巻2号、2016年、137－142頁
22 松本卓也「水平方向の精神医学に向けて」『ａｔプラス』第30号、2016年、32－51頁

コラム1

01 浦河べてるの家『べてるの家の「非」援助論――そのままでいいと思えるための25章』医学書院、2002年
02 綾屋紗月『当事者研究の誕生』東京大学出版会、2023年

II 自然治癒過程

第4章

01 R・D・レイン『引き裂かれた自己――分裂病と分裂病質の実存的研究』坂本健二・志貴春彦・笠原嘉訳、みすず書房、1971年
02 中井久夫「解説」、R・D・レイン『レインわが半生――精神医学への道』中村保男訳、岩波書店、1990年
03 笠原嘉「レインの反精神医学について」『臨床精神医学』第5巻5号、1976年、675頁
04 R・D・レイン『経験の政治学』笠原嘉、塚本嘉壽訳、みすず書房、1973年、128頁
05 映画『猿の惑星』(原題：Planet of the Apes)、F・J・シャフナー監督、20世紀フォックス、1968年
06 K・キージー『カッコーの巣の上で』岩元巌訳、白水社、2014年(映画『カッコーの巣の上で』M・フォアマン監督、ユナイテッド・アーティスツ、1975年＝日本公開1976年)
07 R・D・レイン『レインわが半生――精神医学への道』228－229頁
08 R・D・レイン『生の事実』塚本嘉壽・笠原嘉訳、みすず書房、1979年、191頁
09 R・D・レイン『自己と他者』志貴春彦・笠原嘉訳、みすず書房、1975年
10 R・D・レイン、A・エスターソン『狂気と家族』笠原嘉、辻和子訳、みすず書房、1972年
11 R・D・レイン『家族の政治学』坂本良男・笠原嘉訳、みすず書房、1979年
12 R・D・レイン『経験の政治学』笠原嘉・塚本嘉壽訳、みすず書房、1973年
13 同前、133頁
14 同前、132頁
15 同前、135頁
16 B・ジョゼフ、M・バーンズ『狂気をくぐりぬける』弘末明良・宮野富美子訳、平凡社、1977年
17 同前

18 大宮司信「ゾーエーとしての生と精神医療の一側面」『北翔大学生涯学習システム学部研究紀要』第13号、2013年、17－25頁
19 E・ゴッフマン『アサイラム——施設被収容者の日常世界』石黒毅訳、誠信書房、1984年
20 M・フーコー『狂気の歴史——古典主義時代における』田村俶訳、新潮社、1975年
21 R・D・レイン『生の事実』塚本嘉壽・笠原嘉訳、みすず書房、1979年

第5章

01 NHK－Eテレ「ムジカ・ピッコリーノ」2013年4月6日〜23年3月22日放送
02 中井久夫『精神科治療の覚書』日本評論社、1982年
03 村澤真保呂、村澤和多里『中井久夫との対話——生命・こころ・宇宙』河出書房新社、2018年、17頁
04 中井久夫『精神科治療の覚書』99頁
05 同前、47頁
06 中井久夫『西欧精神医学背景史』みすず書房、1999年
07 中井久夫『精神科治療の覚書』44頁
08 同前、45頁
09 同前、44頁
10 同前、103頁
11 同前、93頁
12 同前、136頁
13 村澤真保呂、村澤和多里『中井久夫との対話』20－21頁
14 G・ドゥルーズ、F・ガタリ『千のプラトー——資本主義と分裂症（合本版）』宇野邦一他訳、河出書房新社、2014年
15 杉村昌昭『分裂共生論——グローバル社会を越えて』人文書院、2005年、23－24頁

第6章

01 中井久夫「SSM、通称丸山ワクチンについての私見」『中井久夫集10』みすず書房、2019年、87頁

02 高橋秀実「丸山ワクチンの作用機序について」『日本医科大学医学会雑誌』第13巻3号、2017年、140－144頁
03 中井久夫「SSM、通称丸山ワクチンについての私見」『中井久夫集10』115頁
04 中井久夫「日本脳炎ウイルスに対する細胞性レセプターの動物組織における分布と存在形態に関する研究――日本脳炎ウイルスの感染を考える立場から」博士論文（京都大学）、1966年
05 中井久夫『精神科治療の覚書』日本評論社、1982年、45－46頁
06 同前、45頁
07 中井久夫「細菌学的医学をどのように考えるか」『中井久夫著作集3』岩崎学術出版社、1984年、141－151頁
08 川喜田愛郎『感染論』岩波書店、1964年
09 同前
10 村澤真保呂、村澤和多里『中井久夫との対話――生命、こころ、世界』河出書房新社、2018年
11 H・S・サリヴァン『精神医学は対人関係論である』中井久夫他訳、みすず書房、1990年（SulivanH.S.：*The Interpersonal theory of psychiatry.* W.W.Norton&Company, New York, 1953）
12 中井久夫『隣の病』筑摩書房、2010年、141－142頁
13 中井久夫「SSM、通称丸山ワクチンについての私見」『中井久夫集10』88頁
14 同前、114頁
15 中井久夫『分裂病と人類』東京大学出版会、1982年
16 向谷地生良『技法以前――べてるの家のつくりかた』医学書院、2009年、204－205頁
17 石川拓治『奇跡のリンゴ――「絶対不可能」を覆した農家 木村秋則の記録』幻冬舎、2011年
18 同前、157－158頁
19 同前、159頁
20 同前、197頁
21 向谷地生良『技法以前』204－205頁
22 中井久夫「樹を見つめて」『中井久夫集9』みすず書房、2019年、132頁
23 B・ヘア、V・ウッズ他『ヒトは〈家畜化〉して進化した』藤田多伽夫訳、白揚社、2022年
24 R・C・フランシス『家畜化という進化――人間はいかに動物を変えたか』白揚社、2019年
25 J・ダイアモンド『銃・病原菌・鉄（上）（下）――1万3000年にわたる人類史の謎』倉骨彰訳、草思社、2012年

コラム2

01 中井久夫『最終講義——分裂病私見』みすず書房、1998年
02 村澤真保呂、村澤和多里『中井久夫との対話——生命・こころ・宇宙』河出書房新社、2018年、20－73頁

III 精神のエコロジー

第7章

01 R・D・レイン『経験の政治学』笠原嘉・塚本嘉壽訳、みすず書房、1973年、131頁
02 同前、135頁
03 同前、91頁
04 Arne Ness: The shallow and the deep, long-range ecology movement, in *Inquiry*, vol.16 ,pp.95-100, 1973
05 A・ネス『ディープ・エコロジーとは何か——エコロジー・共同体・ライフスタイル』斎藤直輔・開龍美訳、文化書房博文社、1997年、277頁
06 R・D・レイン『経験の政治学』133頁
07 A・ネス『ディープ・エコロジーとは何か』277－278頁
08 江口重幸「精神科臨床になぜエスノグラフィーが必要なのか」『文化精神医学序説』酒井明夫・下地明友・宮西輝夫・江口重幸編、金剛出版、2001年、19－43頁
09 B・ラトゥール『社会的なものを組み直す——アクターネットワーク理論入門』法政大学出版局、2019年
10 中井久夫『治療文化論——精神医学的再構築の試み』岩波書店、1990年
11 A・チン『マツタケ——不確定な時代を生きる術』みすず書房、2019年

第8章

01 G・ドゥルーズ、F・ガタリ『アンチ・オイディプス——資本主義と分裂症（合本版）』宇野邦一訳、河出書房新社、2015年

02 F・ガタリ、F・トスケル他『精神の管理社会をどう超えるか？——制度論的精神療法の現場から』杉村昌昭・三脇康生・村澤真保呂訳、松籟社、2000年
03 F・ガタリ、S・ロルニク『ミクロ政治学』杉村昌昭・村澤真保呂訳、法政大学出版会、2021年、436－443頁
04 同前、439頁
05 べてるしあわせ研究所『レッツ！当事者研究2』コンボ、2011年
06 F・ガタリ『分裂分析的地図作成法』宇波彰・吉沢順訳、紀伊国屋書店、1998年
07 F・ガタリ『三つのエコロジー』杉村昌昭訳、平凡社、2008年
08 F・ガタリ『カオスモーズ』宮林寛・小沢秋広訳、河田書房新社、2004年
09 F・ガタリ「エコロジーの倫理的争点」『現代思想』第41巻8号、村澤真保呂訳、2013年、31頁
10 同前、31頁

第9章

01 坂部恵『ヨーロッパ精神史入門——カロリング・ルネサンスの残光』岩波書店、1999年
02 山内志朗『普遍論争——近代の源流としての』平凡社ライブラリー、2008年
03 坂部恵『ヨーロッパ精神史入門——カロリング・ルネサンスの残光』岩波書店、1999年、133頁
04 H・ベルクソン「哲学的直観」『ベルクソン著作集7』矢内原伊作訳、白水社、2001年．161－162頁
05 中井久夫、山口直彦『看護のための精神医学 第2版』医学書院、2004年、2頁
06 C・ギリガン『もうひとつの声で——心理学の理論とケアの倫理』川本隆史・山辺恵理子・米典子訳、風行社、2022年
07 Philippe Svandra,：Le care entre éthique, travail et politique, in *Recherche Soins Infirmiers*,2015 Sep;(122),pp.18－25. 訳文は日本語として不自然にならないよう意訳した。
08 Metaxia Markaki：Kentos: Socio-ecologies of care, in *Frontiers of Architectural Research*, vol. 11(6), pp.1047–1061, December 2022
09 同前、1058頁
10 同前、1058頁

コラム3

01 B・ラトゥール『ガイアに向き合う――新気候体制を生きるための八つのレクチャー』川村久美子訳、新評論、2023年

02 https://www.ipbes.net（2024年2月21日閲覧）

終章

01 村澤真保呂、村澤和多里『中井久夫との対話――生命・こころ・宇宙』河出書房新社、2018年、17頁

02 中井久夫『治療文化論――精神医学的再構築の試み』岩波書店、1990年、57－59頁

03 向谷地生良『技法以前――べてるの家のつくりかた』医学書院、2009年

04 同前、38頁

05 同前、61－62頁

06 中井久夫「精神分裂病状態からの寛解過程――描画を併用せる精神療法を通してみた縦断的観察」『分裂病の精神病理2』東京大学出版会、1974年、157－214頁

07 村澤真保呂、村澤和多里『中井久夫との対話』22頁

08 M・フーコー『ユートピア的身体／ヘテロトピア』佐藤嘉幸訳、水声社、2013年

09 同前、35頁

あとがき

　本書は、私たちの共著としては3冊目になる。初めの本は『ポストモラトリアム時代の若者たち——社会的排除を超えて』（世界思想社、2012年）で、これにはもうひとりの著者として社会学者の山尾貴則がいる。2冊目は『中井久夫との対話——生命・こころ・世界』（河出書房新社、2018年）である。本書は、これらの著作の執筆を通して培ってきた問題意識の延長線上に位置している。

　私たちの前著が出版されたのち、さまざまな方面での出会いがあった。臨床心理学者である和多里は、浦河べてるの家の立役者である向谷地生良さんの「当事者研究」にふれる機会に恵まれ、そこに流れる思想に精神科医の中井久夫のそれを重ねるようになっていった。そのようなおりに、本書の編集者である白石正明さんから『精神看護』への寄稿を依頼いただいたことが、本書を構想する第一歩となった（このときの文章はⅠ部の原案になっている）。

　また同じ時期に、社会思想史の研究者として環境問題に取り組んでいる真保呂のほうでも、東京都医学総合研究所の糸川昌成さんが企画した憑依に関するシンポジウムや、里山に関連するいくつかの国際シンポジウムなどで、精神医療と環境問題を結ぶ内容を発表させていただいた。

このようにすでに伏線は張られていたものの、私たちが執筆を決心したのは、新型コロナウイルスの感染拡大と、2022年春のロシア軍のウクライナへの侵略による衝撃によってであった。生命の尊厳が踏みにじられる事態を目のあたりにし、いま書かれるべきものとして本書の構想が明瞭になっていった。

とはいうものの執筆の過程はなめらかなものではなかった。執筆者間でのすれ違いもあり、道に迷っていた時期もあったが、そんなときには白石さんの助言をいただいて、なんとか異界から脱することができた。本書の内容にピッタリのクボタノブエさんの絵を装丁に選んでいただいたことも含め、白石さんの導きがなければ本書が完成することはなかったと思う。

最後に、本書の執筆にご協力いただいた方々への謝意を述べたい。

何よりも、浦河べてるの家の理事長であり北海道医療大学の向谷地生良さんには「当事者研究」についてさまざまなご教授をいただいた。また、札幌学院大学の山本彩さんと小林茂さんには本書に関わるテーマについて議論する機会をいただいた。それから橘秀樹さん、土屋大さん、米倉宏枝さんをはじめたくさんの方からご意見をいただいた。

心より御礼申し上げます。

2024年7月

村澤和多里
村澤真保呂

著者紹介

村澤和多里（むらさわ・わたり）

1970年生まれ。北海道大学大学院教育学研究科博士後期課程単位取得退学。博士（教育学）。現在、札幌学院大学心理学部臨床心理学科教授。臨床心理士・公認心理師。専門は児童・青年の臨床心理学。

著書に『ポストモラトリアム時代の若者たち』（共著、世界思想社）、『ひきこもる心のケア』（共著、世界思想社）、『中井久夫との対話』（真保呂との共著、河出書房新社）。

趣味は江戸川乱歩、廃墟。

村澤真保呂（むらさわ・まほろ）

1968年生まれ。京都大学大学院人間・環境学研究科博士後期課程単位取得退学。現在、龍谷大学社会学部教授。専門は社会思想史。

著書に『中井久夫との対話』（和多里との共著、河出書房新社）、『里山学講義』（共編著、晃洋書房）、『都市を終わらせる』（ナカニシヤ出版）、翻訳にシュトレーク『資本主義はどう終わるのか』（共訳、河出書房新社）など。

趣味は登山、野菜づくり、電気工作など。

シリーズ ケアをひらく

異界の歩き方——ガタリ・中井久夫・当事者研究

発行　2024年9月1日　第1版第1刷©

著者　村澤和多里・村澤真保呂

発行者　株式会社　医学書院
代表取締役　金原 俊
〒113-8719　東京都文京区本郷1-28-23
電話03-3817-5600（社内案内）

印刷・製本　アイワード

ISBN978-4-260-05734-9

テキストデータ引換券
異界の歩き方

◎本書のテキストデータを提供します。
視覚障害、読字障害、上肢障害などの理由で本書をお読みになれない方には、電子データを提供いたします。
・200円切手
・左のテキストデータ引換券（コピー不可）
　を同封のうえ、メールアドレスを明記して下記までお申し込みください。
［宛先］
〒113-8719 東京都文京区本郷1-28-23
医学書院看護出版部 テキストデータ係

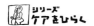

シリーズ ケアをひらく ❶

第73回
毎日出版文化賞受賞!
［企画部門］

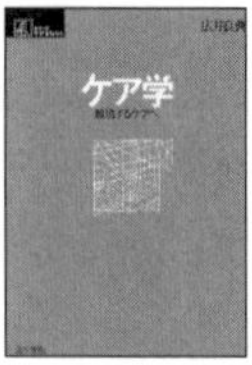

ケア学：越境するケアへ●広井良典●2300円●ケアの多様性を一望する———どの学問分野の窓から見ても、〈ケア〉の姿はいつもそのフレームをはみ出している。医学・看護学・社会福祉学・哲学・宗教学・経済・制度等々のタテワリ性をとことん排して〝越境〞しよう。その跳躍力なしにケアの豊かさはとらえられない。刺激に満ちた論考は、時代を境界線引きからクロスオーバーへと導く。

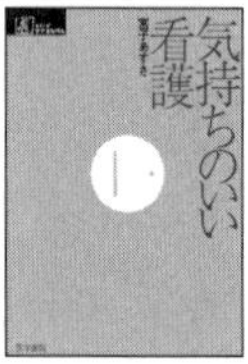

気持ちのいい看護●宮子あずさ●2100円●患者さんが気持ちいいと、看護師も気持ちいい、か?———「これまであえて避けてきた部分に踏み込んで、看護について言語化したい」という著者の意欲作。〈看護を語る〉ブームへの違和感を語り、看護師はなぜ尊大に見えるのかを考察し、専門性志向の底の浅さに思いをめぐらす。夜勤明けの頭で考えた「アケのケア論」!

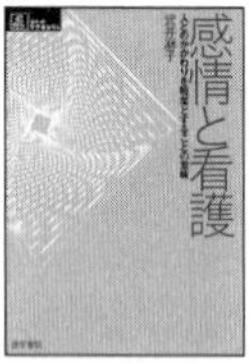

感情と看護：人とのかかわりを職業とすることの意味●武井麻子●2400円●看護師はなぜ疲れるのか———「巻き込まれずに共感せよ」「怒ってはいけない!」「うんざりするな!!」。看護はなにより感情労働だ。どう感じるべきかが強制され、やがて自分の気持ちさえ見えなくなってくる。隠され、貶められ、ないものとされてきた〈感情〉をキーワードに、「看護とは何か」を縦横に論じた記念碑的論考。

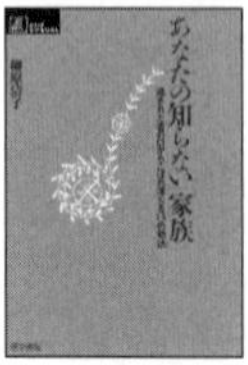

あなたの知らない「家族」：遺された者の口からこぼれ落ちる13の物語●柳原清子●2000円●それはケアだろうか———幼子を亡くした親、夫を亡くした妻、母親を亡くした少女たちは、佇む看護師の前で、やがて「その人」のことを語りはじめる。ためらいがちな口と、傾けられた耳によって紡ぎだされた物語は、語る人を語り、聴く人を語り、誰も知らない家族を語る。

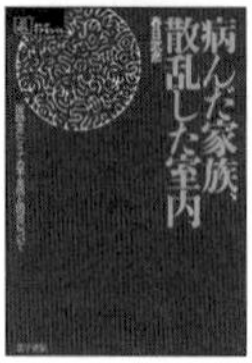

病んだ家族、散乱した室内：援助者にとっての不全感と困惑について●春日武彦●2200円●善意だけでは通用しない——— 一筋縄ではいかない家族の前で、われわれ援助者は何を頼りに仕事をすればいいのか。罪悪感や無力感にとらわれないためには、どんな「覚悟とテクニック」が必要なのか。空疎な建前論や偽善めいた原則論の一切を排し、「ああ、そうだったのか」と腑に落ちる発想に満ちた話題の書。

下記価格は本体価格です。

本シリーズでは、「科学性」「専門性」「主体性」といったことばだけでは語りきれない地点から《ケア》の世界を探ります。

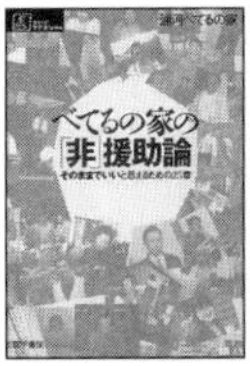

べてるの家の「非」援助論：そのままでいいと思えるための25章●浦河べてるの家●2000円●それで順調！———「幻覚＆妄想大会」「偏見・差別歓迎集会」という珍妙なイベント。「諦めが肝心」「安心してサボれる会社づくり」という脱力系キャッチフレーズ群。それでいて年商1億円、年間見学者2000人。医療福祉領域を超えて圧倒的な注目を浴びる〈べてるの家〉の、右肩下がりの援助論！

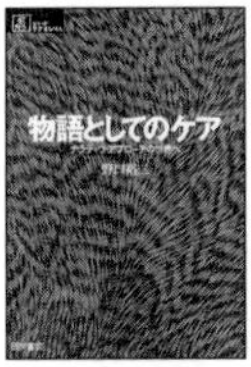

物語としてのケア：ナラティヴ・アプローチの世界へ●野口裕二●2200円●「ナラティヴ」の時代へ———「語り」「物語」を意味するナラティヴ。人文科学領域で衝撃を与えつづけているこの言葉は、ついに臨床の風景さえ一変させた。「精神論 vs. 技術論」「主観主義 vs. 客観主義」「ケア vs. キュア」という二項対立の呪縛を超えて、臨床の物語論的転回はどこまで行くのか。

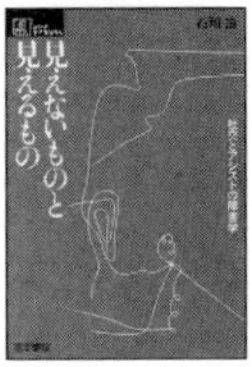

見えないものと見えるもの：社交とアシストの障害学●石川准●2000円●だから障害学はおもしろい———自由と配慮がなければ生きられない。社交とアシストがなければつながらない。社会学者にしてプログラマ、全知にして全盲、強気にして気弱、感情的な合理主義者……〝いつも二つある〟著者が冷静と情熱のあいだで書き下ろした、つながるための障害学。

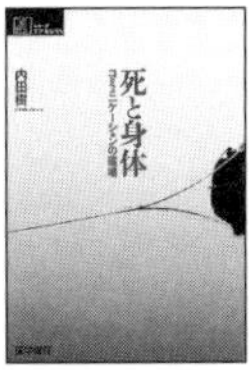

死と身体：コミュニケーションの磁場●内田 樹●2000円●人間は、死んだ者とも語り合うことができる———〈ことば〉の通じない世界にある「死」と「身体」こそが、人をコミュニケーションへと駆り立てる。なんという腑に落ちる逆説！「誰もが感じていて、誰も言わなかったことを、誰にでもわかるように語る」著者の、教科書には絶対に出ていないコミュニケーション論。読んだ後、猫にもあいさつしたくなります。

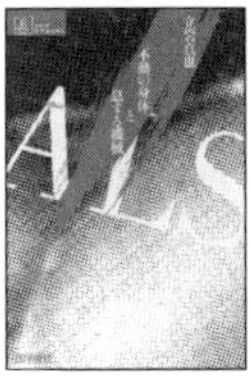

ALS 不動の身体と息する機械●立岩真也●2800円●それでも生きたほうがよい、となぜ言えるのか———ALS当事者の語りを渉猟し、「生きろと言えない生命倫理」の浅薄さを徹底的に暴き出す。人工呼吸器と人がいれば生きることができると言う本。「質のわるい生」に代わるべきは「質のよい生」であって「美しい死」ではない、という当たり前のことに気づく本。

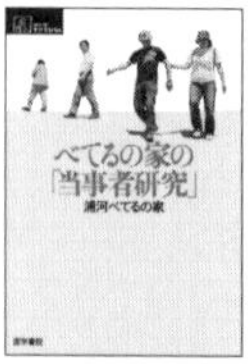

べてるの家の「当事者研究」●浦河べてるの家●2000円●研究？ ワクワクするなあ———べてるの家で「研究」がはじまった。心の中を見つめたり、反省したり……なんてやつじゃない。どうにもならない自分を、他人事のように考えてみる。仲間と一緒に笑いながら眺めてみる。やればやるほど元気になってくる、不思議な研究。合い言葉は「自分自身で、共に」。そして「無反省でいこう！」

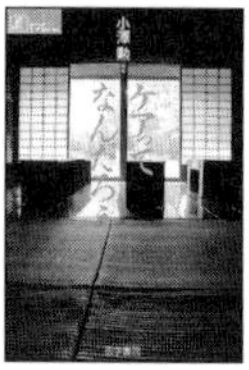

ケアってなんだろう●小澤勲編著●2000円●「技術としてのやさしさ」を探る七人との対話———「ケアの境界」にいる専門家、作家、若手研究者らが、精神科医・小澤勲氏に「ケアってなんだ？」と迫り聴く。「ほんのいっときでも憩える椅子を差し出す」のがケアだと言い切れる人の《強さとやさしさ》はどこから来るのか———。感情労働が知的労働に変換されるスリリングな一瞬！

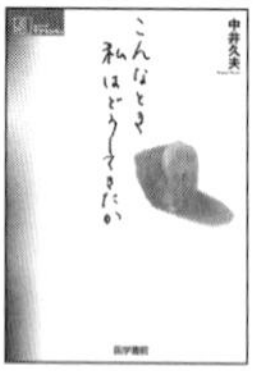

こんなとき私はどうしてきたか●中井久夫●2000円●「希望を失わない」とはどういうことか———はじめて患者さんと出会ったとき、暴力をふるわれそうになったとき、退院が近づいてきたとき、私はどんな言葉をかけ、どう振る舞ってきたか。当代きっての臨床家であり達意の文章家として知られる著者渾身の一冊。ここまで具体的で美しいアドバイスが、かつてあっただろうか。

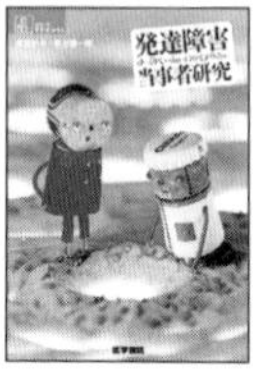

発達障害当事者研究：ゆっくりていねいにつながりたい●綾屋紗月＋熊谷晋一郎●2000円●あふれる刺激、ほどける私———なぜ空腹がわからないのか、なぜ看板が話しかけてくるのか。外部からは「感覚過敏」「こだわりが強い」としか見えない発達障害の世界を、アスペルガー症候群当事者が、脳性まひの共著者と探る。「過剰」の苦しみは身体に来ることを発見した画期的研究！

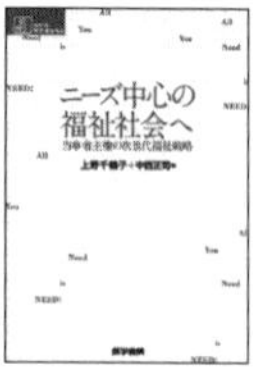

ニーズ中心の福祉社会へ：当事者主権の次世代福祉戦略●上野千鶴子＋中西正司編●2200円●社会改革のためのデザイン！ ビジョン!! アクション!!!———「こうあってほしい」という構想力をもったとき、人はニーズを知り、当事者になる。「当事者ニーズ」をキーワードに、研究者とアクティビストたちが「ニーズ中心の福祉社会」への具体的シナリオを提示する。

④

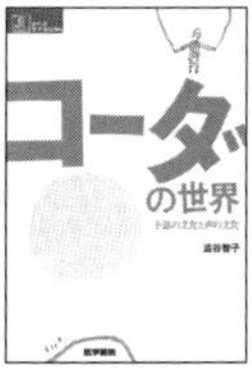

コーダの世界：手話の文化と声の文化●澁谷智子●2000円●生まれながらのバイリンガル?———コーダとは聞こえない親をもつ聞こえる子どもたち。「ろう文化」と「聴文化」のハイブリッドである彼らの日常は驚きに満ちている。親が振り向いてから泣く赤ちゃん? じっと見つめすぎて誤解される若い女性? 手話が「言語」であり「文化」であると心から納得できる刮目のコミュニケーション論。

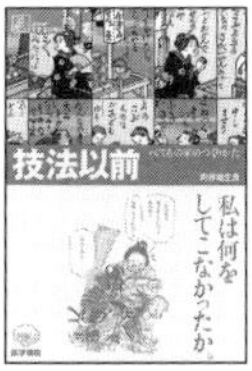

技法以前：べてるの家のつくりかた●向谷地生良●2000円●私は何をしてこなかったか———「幻覚&妄想大会」をはじめとする掟破りのイベントはどんな思考回路から生まれたのか? べてるの家のような〝場〟をつくるには、専門家はどう振る舞えばよいのか? 「当事者の時代」に専門家にできることを明らかにした、かつてない実践的「非」援助論。べてるの家スタッフ用「虎の巻」、大公開!

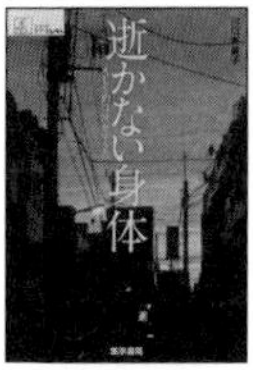

逝かない身体：ALS的日常を生きる●川口有美子●2000円●即物的に、植物的に—— 言葉と動きを封じられたALS患者の意思は、身体から探るしかない。ロックトイン・シンドロームを経て亡くなった著者の母を支えたのは、「同情より人工呼吸器」「傾聴より身体の微調整」という究極の身体ケアだった。重力に抗して生き続けた母の「植物的な生」を身体ごと肯定した圧倒的記録。

第41回大宅壮一ノンフィクション賞受賞作

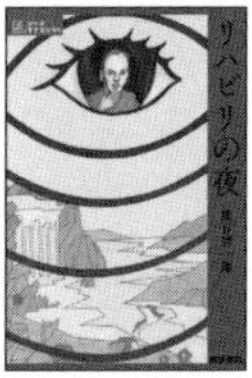

リハビリの夜●熊谷晋一郎●2000円●痛いのは困る——現役の小児科医にして脳性まひ当事者である著者は、《他者》や《モノ》との身体接触をたよりに、「官能的」にみずからの運動をつくりあげてきた。少年期のリハビリキャンプにおける過酷で耽美な体験、初めて電動車いすに乗ったときの時間と空間が立ち上がるめくるめく感覚などを、全身全霊で語り尽くした驚愕の書。

第9回新潮ドキュメント賞受賞作

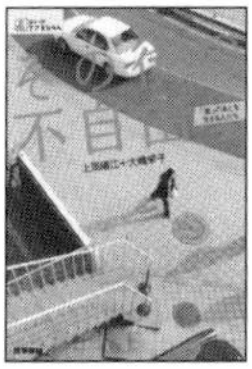

その後の不自由●上岡陽江+大嶋栄子●2000円●〝ちょっと寂しい〟がちょうどいい——トラウマティックな事件があった後も、専門家がやって来て去っていった後も、当事者たちの生は続く。しかし彼らはなぜ「日常」そのものにつまずいてしまうのか。なぜ援助者を振り回してしまうのか。そんな「不思議な人たち」の生態を、薬物依存の当事者が身を削って書き記した当事者研究の最前線!

第２回日本医学
ジャーナリスト協会賞
受賞作

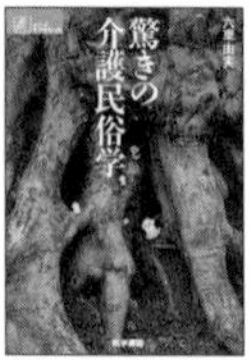

驚きの介護民俗学●六車由実●2000円●語りの森へ——気鋭の民俗学者は、あるとき大学をやめ、老人ホームで働きはじめる。そこで流しのバイオリン弾き、蚕の鑑別嬢、郵便局の電話交換手ら、「忘れられた日本人」たちの語りに身を委ねていると、やがて新しい世界が開けてきた……。「事実を聞く」という行為がなぜ人を力づけるのか。聞き書きの圧倒的な可能性を活写し、高齢者ケアを革新する。

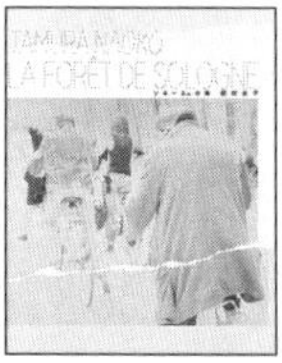

ソローニュの森●田村尚子●2600円●ケアの感触、曖昧な日常——思想家ガタリが終生関わったことで知られるラ・ボルド精神病院。一人の日本人女性の震える眼が掬い取ったのは、「フランスのべてるの家」ともいうべき、患者とスタッフの間を流れる緩やかな時間だった。ルポやドキュメンタリーとは一線を画した、ページをめくるたびに深呼吸ができる写真とエッセイ。B5変型版。

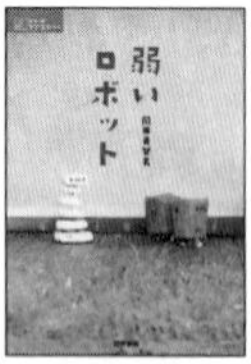

弱いロボット●岡田美智男●2000円●とりあえずの一歩を支えるために——挨拶をしたり、おしゃべりをしたり、散歩をしたり。そんな「なにげない行為」ができるロボットは作れるか？　この難題に著者は、ちょっと無責任で他力本願なロボットを提案する。日常生活動作を規定している「賭けと受け」の関係を明るみに出し、ケアをすることの意味を深いところで肯定してくれる異色作！

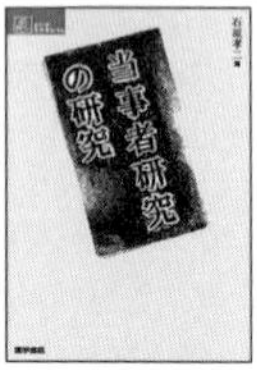

当事者研究の研究●石原孝二編●2000円●で、当事者研究って何だ?——専門職・研究者の間でも一般名称として使われるようになってきた当事者研究。それは、客観性を装った「科学研究」とも違うし、切々たる「自分語り」とも違うし、勇ましい「運動」とも違う。本書は哲学や教育学、あるいは科学論と交差させながら、“自分の問題を他人事のように扱う”当事者研究の圧倒的な感染力の秘密を探る。

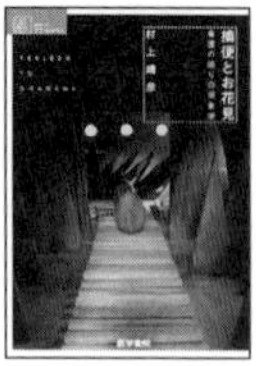

摘便とお花見：看護の語りの現象学●村上靖彦●2000円●とるにたらない日常を、看護師はなぜ目に焼き付けようとするのか——看護という「人間の可能性の限界」を拡張する営みに吸い寄せられた気鋭の現象学者は、共感あふれるインタビューと冷徹な分析によって、その不思議な時間構造をあぶり出した。巻末には圧倒的なインタビュー論を付す。看護行為の言語化に資する驚愕の一冊。

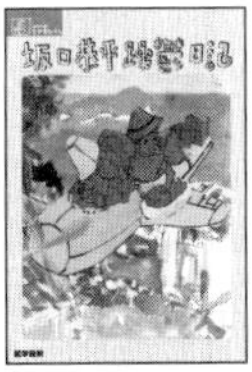

坂口恭平躁鬱日記●坂口恭平●1800円●僕は治ることを諦めて、「坂口恭平」を操縦することにした。家族とともに。――マスコミを席巻するきらびやかな才能の奔出は、「躁」のなせる業でもある。「鬱」期には強固な自殺願望に苛まれ外出もおぼつかない。この病に悩まされてきた著者は、あるとき「治療から操縦へ」という方針に転換した。その成果やいかに！　涙と笑いと感動の当事者研究。

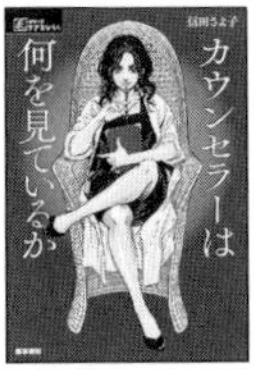

カウンセラーは何を見ているか●信田さよ子●2000円●傾聴？ ふっ。――「聞く力」はもちろん大切。しかしプロなら、あたかも素人のように好奇心を全開にして、相手を見る。そうでなければ〈強制〉と〈自己選択〉を両立させることはできない。若き日の精神科病院体験を経て、開業カウンセラーの第一人者になった著者が、「見て、聞いて、引き受けて、踏み込む」ノウハウを一挙公開！

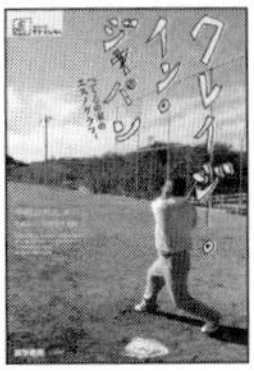

クレイジー・イン・ジャパン：べてるの家のエスノグラフィ●中村かれん●2200円●日本の端の、世界の真ん中。――インドネシアで生まれ、オーストラリアで育ち、イェール大学で教える医療人類学者が、べてるの家に辿り着いた。7か月以上にも及ぶ住み込み。10年近くにわたって断続的に行われたフィールドワーク。べてるの「感動」と「変貌」を、かつてない文脈で発見した傑作エスノグラフィ。付録DVD「Bethel」は必見の名作！

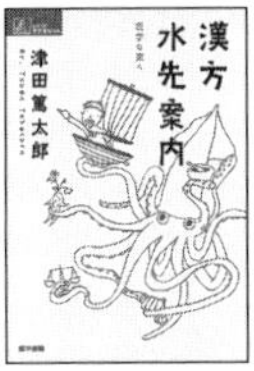

漢方水先案内：医学の東へ●津田篤太郎●2000円●漢方ならなんとかなるんじゃないか?―― 原因がはっきりせず成果もあがらない「ベタなぎ漂流」に追い込まれたらどうするか。病気に対抗する生体のパターンは決まっているならば、「生体をアシスト」という方法があるじゃないか！　万策尽きた最先端の臨床医がたどり着いたのは、キュアとケアの合流地点だった。それが漢方。

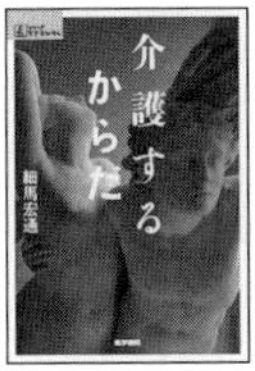

介護するからだ●細馬宏通●2000円●あの人はなぜ「できる」のか?―― 目利きで知られる人間行動学者が、ベテランワーカーの神対応をビデオで分析してみると……、そこには言語以前に〝かしこい身体〟があった！　ケアの現場が、ありえないほど複雑な相互作用の場であることが分かる「驚き」と「発見」の書。マニュアルがなぜ現場で役に立たないのか、そしてどうすればうまく行くのかがよーく分かります。

第 16 回小林秀雄賞
受賞作
紀伊國屋じんぶん大賞
2018 受賞作

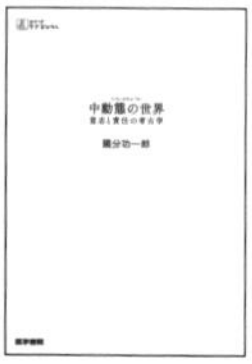

中動態の世界：意志と責任の考古学●國分功一郎●2000 円●「する」と「される」の外側へ――強制はないが自発的でもなく、自発的ではないが同意している。こうした事態はなぜ言葉にしにくいのか？ なぜそれが「曖昧」にしか感じられないのか？ 語る言葉がないからか？ それ以前に、私たちの思考を条件付けている「文法」の問題なのか？ ケア論にかつてないパースペクティヴを切り開く画期的論考！

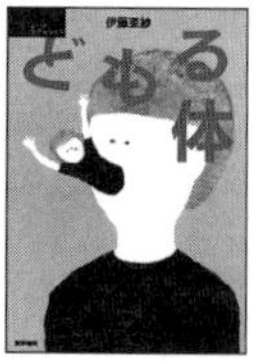

どもる体●伊藤亜紗●2000 円●しゃべれるほうが、変。――話そうとすると最初の言葉を繰り返してしまう（＝連発という名のバグ）。それを避けようとすると言葉自体が出なくなる（＝難発という名のフリーズ）。吃音とは、言葉が肉体に拒否されている状態だ。しかし、なぜ歌っているときにはどもらないのか？ 徹底した観察とインタビューで吃音という「謎」に迫った、誰も見たことのない身体論！

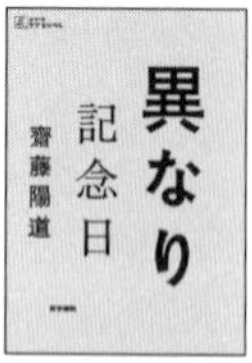

異なり記念日●齋藤陽道●2000 円●手と目で「看る」とはどういうことか――「聞こえる家族」に生まれたろう者の僕と、「ろう家族」に生まれたろう者の妻。ふたりの間に、聞こえる子どもがやってきた。身体と文化を異にする 3 人は、言葉の前にまなざしを交わし、慰めの前に手触りを送る。見る、聞く、話す、触れることの〈歓び〉とともに。ケアが発生する現場からの感動的な実況報告。

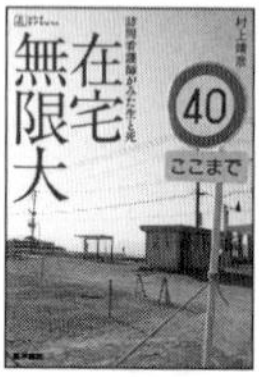

在宅無限大：訪問看護師がみた生と死●村上靖彦●2000 円●「普通に死ぬ」を再発明する――病院によって大きく変えられた「死」は、いま再びその姿を変えている。先端医療が組み込まれた「家」という未曾有の環境のなかで、訪問看護師たちが地道に「再発明」したものなのだ。著者は並外れた知的肺活量で、訪問看護師の語りを生け捕りにし、看護が本来持っているポテンシャルを言語化する。

第 19 回大佛次郎論壇賞
受賞作
紀伊國屋じんぶん大賞
2020 受賞作

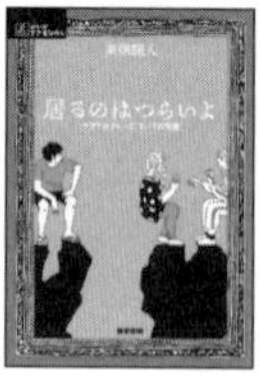

居るのはつらいよ：ケアとセラピーについての覚書●東畑開人●2000 円●「ただ居るだけ」vs.「それでいいのか」――京大出の心理学ハカセは悪戦苦闘の職探しの末、沖縄の精神科デイケア施設に職を得た。しかし勇躍飛び込んだそこは、あらゆる価値が反転する「ふしぎの国」だった。ケアとセラピーの価値について究極まで考え抜かれた、涙あり笑いあり出血（！）ありの大感動スペクタル学術書！

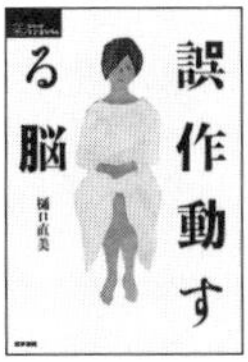

誤作動する脳●樋口直美● 2000 円●「時間という一本のロープにたくさんの写真がぶら下がっている。それをたぐり寄せて思い出をつかもうとしても、私にはそのロープがない」――ケアの拠り所となるのは、体験した世界を正確に表現したこうした言葉ではないだろうか。「レビー小体型認知症」と診断された女性が、幻視、幻臭、幻聴など五感の変調を抱えながら達成した圧倒的な当事者研究！

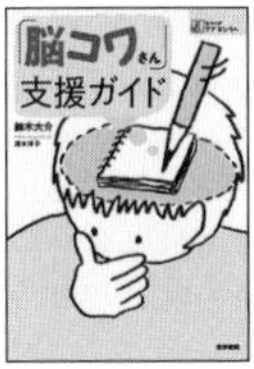

「脳コワさん」支援ガイド●鈴木大介●2000 円●脳がコワれたら、「困りごと」はみな同じ。――会話がうまくできない、雑踏が歩けない、突然キレる、すぐに疲れる……。病名や受傷経緯は違っていても結局みんな「脳の情報処理」で苦しんでいる。だから脳を「楽」にすることが日常を取り戻す第一歩だ。疾患を超えた「困りごと」に着目する当事者学が花開く、読んで納得の超実践的ガイド！

第 9 回日本医学ジャーナリスト協会賞受賞作

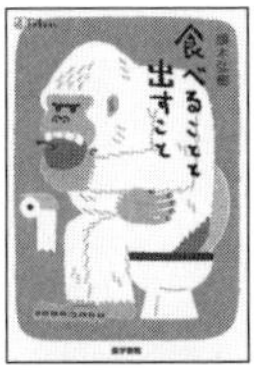

食べることと出すこと●頭木弘樹● 2000 円●食べて出せれば OK だ！（けど、それが難しい……。）――潰瘍性大腸炎という難病に襲われた著者は、食事と排泄という「当たり前」が当たり前でなくなった。IVH でも癒やせない顎や舌の飢餓感とは？　便の海に茫然と立っているときに、看護師から雑巾を手渡されたときの気分は？　切実さの狭間に漂う不思議なユーモアが、何が「ケア」なのかを教えてくれる。

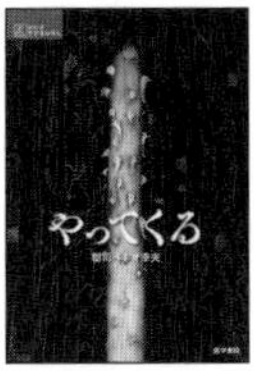

やってくる●郡司ペギオ幸夫● 2000 円●「日常」というアメイジング！――私たちの「現実」は、外部からやってくるものによってギリギリ実現されている。だから日々の生活は、何かを為すためのスタート地点ではない。それこそが奇跡的な達成であり、体を張って実現すべきものなんだ！　ケアという「小さき行為」の奥底に眠る過激な思想を、素手で取り出してみせる圧倒的な知性。

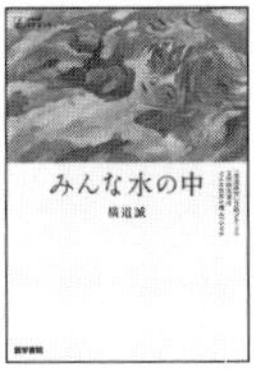

みんな水の中●横道 誠● 2000 円●脳の多様性とはこのことか!――ASD（自閉スペクトラム症）と ADHD（注意欠如・多動症）と診断された大学教員は、彼を取り囲む世界の不思議を語りはじめた。何もかもがゆらめき、ぼんやりとしか聞こえない水の中で、〈地獄行きのタイムマシン〉に乗せられる。そんな彼を救ってくれたのは文学と芸術、そして仲間だった。赤裸々、かつちょっと乗り切れないユーモアの日々。

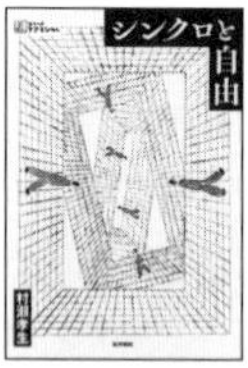

シンクロと自由●村瀬孝生●2000円●介護現場から「自由」を更新する――「こんな老人ホームなら入りたい！」と熱い反響を呼んだNHK番組「よりあいの森 老いに沿う」。その施設長が綴る、自由と不自由の織りなす不思議な物語。しなやかなエピソードに浸っているだけなのに、気づくと温かい涙が流れている。万策尽きて途方に暮れているのに、希望が勝手にやってくる。

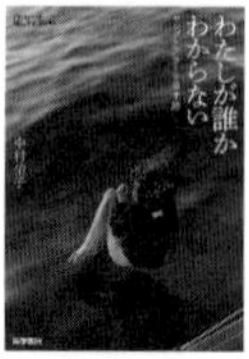

わたしが誰かわからない:ヤングケアラーを探す旅●中村佑子●2000円●ケア的主体をめぐる冒険的セルフドキュメント！――ヤングケアラーとは、世界をどのように感受している人なのか。取材はいつの間にか、自らの記憶をたぐり寄せる旅に変わっていた。「あらかじめ固まることを禁じられ、自他の境界を横断してしまう人」として、著者はふたたび祈るように書きはじめた。

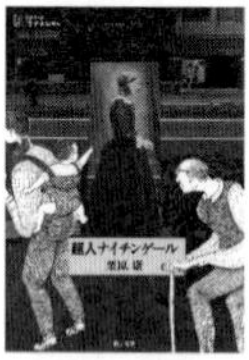

超人ナイチンゲール●栗原 康●2000円●誰も知らなかったナイチンゲールに、あなたは出会うだろう――鬼才文人アナキストが、かつてないナイチンゲール伝を語り出した。それは聖女でもなく合理主義者でもなく、「近代的個人」の設定をやすやすと超える人だった。「永遠の今」を生きる人だった。救うものが救われて、救われたものが救っていく。そう、看護は魂にふれる革命なのだ。

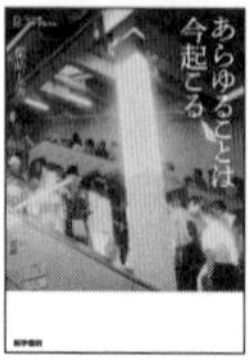

あらゆることは今起こる●柴崎友香●2000円●私の体の中には複数の時間が流れている――ADHDと診断された小説家は、薬を飲むと「36年ぶりに目が覚めた」。自分の内側でいったい何が起こっているのか。「ある場所の過去と今。誰かの記憶と経験。出来事をめぐる複数からの視点。それは私の小説そのもの」と語る著者の日常生活やいかに。SFじゃない並行世界報告！

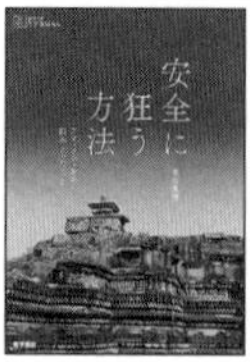

安全に狂う方法●赤坂真理●2000円●「人を殺すか自殺するしかないと思った」――そんな私に、女性セラピストはこう言った。「あなたには、安全に狂う必要が、あります」。そう、自分を殺しそうになってまで救いたい自分がいたのだ！ そんな自分をレスキューする方法があったのだ、アディクションという《固着》から抜け出す方法が！ 愛と思考とアディクションをめぐる感動の旅路。

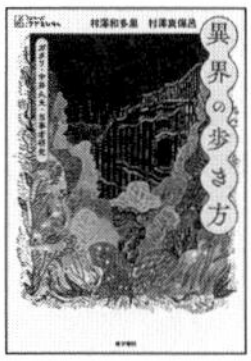

異界の歩き方●村澤和多里・村澤真保呂●2000円●行ってきます！ 良い旅を！――精神症状が人をおそうとき、世界は変貌する。異界への旅が始まるのだ。そのとき〈旅立ちを阻止する〉よりも、〈一緒に旅に出る〉ほうがずっと素敵だ。フェリックス・ガタリの哲学と、べてるの家の当事者研究に、中井久夫の生命論を重ね合わせると、新しいケアとエコロジーの地平がひらかれる！